50 semanas para conectar con tu interior

Agenda del bienestar YOGA es vida

Marta Pérez Rodríguez

edaf

www.edaf.net

MADRID - MÉXICO - BUENOS AIRES - SANTIAGO

2022

50 semanas para conectar con tu interior

Agenda
del bienestar
YOGA
es vida

Nombre _____

Apellidos _____

Profesión _____

Teléfono de contacto _____

Correo electrónico _____

© 2022. Marta Pérez Rodríguez
© 2022. De las ilustraciones de interior y clases: Marta Elza

© 2022. De esta edición, Editorial EDAF, S.L.U.

Diseño de la cubierta: Marta Elza
Diseño de interior y maquetación: Diseño y Control Gráfico, S.L.

Editorial Edaf, S.L.U.
Jorge Juan, 68,
28009 Madrid, España
Teléf.: (34) 91 435 82 60
www.edaf.net
edaf@edaf.net

Ediciones Algaba, S.A. de C.V.
Calle 21, Poniente 3323 - Entre la 33 sur y la 35 sur
Colonia Belisario Domínguez
Puebla 72180, México
Telf.: 52 22 22 11 13 87
jaime.breton@edaf.com.mx

Edaf del Plata, S.A.
Chile, 2222
1227 Buenos Aires (Argentina)
edafadmi@gmail.com

Editorial Edaf Chile, S.A.
Avda. Charles Aranguiz Sandoval, 0367
Ex. Circunvalación, Puente Alto
Santiago - Chile
Telf: +56 2 2707 8100 / +56 9 9999 9855
comercialedafchile@edafchile.cl

Septiembre de 2022

ISBN: 978-84-414-4183-5
Depósito legal: M-19163-2022

PRINTED IN SPAIN   IMPRESO EN ESPAÑA
COFÁS

Descripción de la agenda

Esta agenda ha sido creada para ti; con ella conseguirás adquirir conocimientos que mejorarán tu salud, potenciando tu bienestar físico y mental.

Planificarte con este dietario o diario te ayudará a descargar de pensamientos tu mente, será como si tuvieras un secretario que se acordará por ti, para que tu mente no tenga continuamente que recordar todo lo que tienes que hacer día a día, mes a mes...

Cada semana dispones de dos herramientas y una frase o aforismo con las que puedes enfocarte a lo largo de la semana. Encontrarás secuencias de posturas de yoga, técnicas de respiración, mudras, frases inspiradoras, meditaciones, consejos de alimentación, esencias, etc.

**Las claves para vivir mejor
y conseguir tu bienestar emocional.**

Ponlas en práctica y sé consciente de que tu salud depende exclusivamente de ti. Tu actitud es fundamental para adquirir hábitos saludables.

Esta libreta es atemporal, así que podrás usarla y comenzar a utilizarla en cualquier momento del año, solo tienes que añadir el mes y el día de comienzo de tu semana, y empezar a escribir lo que necesites. Todo lo que te proponemos es una sugerencia, tú puedes hacerlo en el momento que decidas. Cualquiera de las opciones de este cuaderno te ayudará a mantener un enfoque positivo para toda la semana. Usarla te permitirá conocer las mejores técnicas para mantenerte relajad@ y seren@.

Esta agenda del bienestar contiene prácticas sencillas para sobrellevar tu estrés y mantener a raya la ansiedad, enfocando tu mente en alternativas saludables para mantenerte en forma y más positivo.

Disfruta de tu vida y DECRETA

✓ Al despertar, agradece y visualiza positivamente tu día.

✓ Establece unos minutos a lo largo del día para disfrutar del silencio y no hacer nada.

✓ Recuerda todos los días hacer algo, o varias cosas, que te haga sentir bien y dedica 10 minutos a meditar o realizar técnicas de respiración.

✓ Mueve tu cuerpo para relajar tu mente, «cuerpo flexible-mente flexible».

✓ Quiérete cada día, desarrolla el amor hacia ti mismo y hacia el mundo.

✓ Busca la ecuanimidad y trata de encontrar la calma ante lo bueno y lo malo.

✓ Al acostarte, libérate de lo ocurrido durante el día y trae a tu mente aspectos positivos

✓ Sé compasivo, tolerante y paciente.

¿Qué más deseo para este año?

_____

_____

_____

_____

_____

Sal de tu zona de confort y siente ¡que estás vivo!

_____

_____

_____

_____

_____

_____

Tienes que soñar antes que tus sueños
se hagan realidad

50 semanas
para encontrar el bienestar

A lo largo de 50 semanas te vamos a guiar para que cada día, semana y mes... encuentres la armonía y el equilibrio para tu vida diaria y cotidiana, gracias al yoga. Te proponemos prácticas y meditaciones, que tienen un apoyo teórico y práctico que te explicamos a continuación con la base del saludo al sol, así como los principios esenciales del yoga o pilares básicos, tras los beneficios del Saludo al Sol.

PARTE FÍSICA

El saludo al sol es un ritual energético con maravillosos beneficios para tu salud. Para que lo tengas presente a lo largo del año, puedes practicar Suryanamaskar al despertar cada mañana y darle acción a tu día, cuando lo practicas **te llenas de energía o «prana», los canales energéticos distribuidos por todo tu cuerpo empiezan a desbloquearse, al tiempo que los músculos se estiran y se contraen generando un masaje interno a nuestros órganos.** En la India se practican 108 Saludos al Sol que permiten al practicante conectar con su lado más devocional.

El saludo al sol venera al dios Sol o Surya. Es maravilloso cada día dedicar unos minutos a saludar al Sol y agradecerle la existencia de la vida en la Tierra gracias al astro rey. Cada vez que te estires o te pliegas siente que tus posturas forman parte de una hermosa danza de ofrenda de agradecimiento.

PARTE MENTAL

Encontrarás los Yoga Sutras de Patanjali. La filosofía vertebra y da sentido a lo que haces y sientes cuando extiendas tu esterilla y cuando estés fuera de ella. Échale un vistazo siempre que puedas para conseguir:

- ✓ Eliminar las fluctuaciones de la mente
- ✓ Purificar el cuerpo
- ✓ Conectar con tu interior.

Disfruta de esta experiencia holística, un maravilloso camino de autodescubrimiento a través de esta agenda del bienestar

Saludo al Sol*
Suryanamaskar

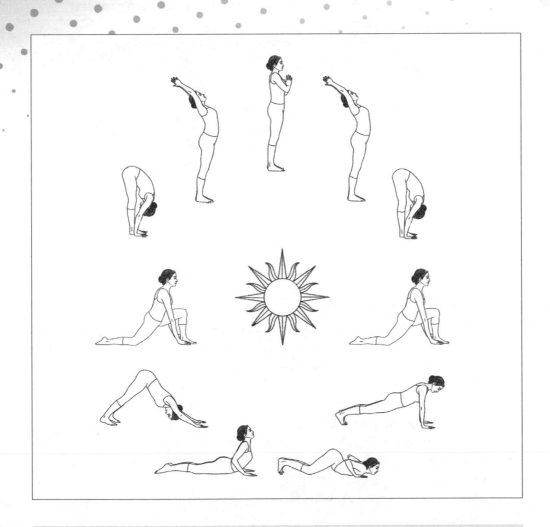

* En todas las secuencias propuestas en esta agenda, realízalas tras varios Saludos al sol.

11

Su significado *Surya,* «sol» y *namaskar,* «salutation». Se compone por una serie de **doce posturas** que ayudan a calentar, flexibilizar y fortalecer el cuerpo. Las posturas han de realizarse en el sentido de las agujas del reloj y cada vuelta se debe hacer con cada lado o pierna. Primer saludo al sol con pierna derecha y luego pierna izquierda. Al trabajar ambos lados generamos equilibrio físico y mental.

El saludo al sol es el punto de partida de varios estilos de yoga para conectar con la respiración y el movimiento.

Cada vez que lo realices se irá convirtiendo en un ritual **para conectar contigo,** con tu esencia.

> Si no has hecho yoga nunca tómalo con calma, aprende a respirar en cada postura para poder aprovechar todos los beneficios de Surya Namaskar e ir avanzando progresivamente, hasta realizar una respiración por postura para ir encontrando un movimiento más dinámico y consciente junto con la respiración. Estas posturas se pueden adaptar en función de la situación física del alumno, llegando a usar la pared o silla para poder realizarlas.

Disfruta y haz saludos al sol con consciencia,
humildad y con mucho amor.

Beneficios del Saludo al Sol

✓ Afloja la tensión física y mental cuando se coordina con la respiración.
✓ Mejora la movilidad de las articulaciones, elongando y cogiendo fuerza en los músculos y a nivel mental nos ayuda a aliviar.
✓ Tonifica el sistema nervioso, fortalece el sistema locomotor.
✓ Despierta la energía de los chakras, vórtices de energía.
✓ Favorece el sueño y la relajación.
✓ Alivia la tensión mejorando en casos de estrés y ansiedad.
✓ Flexibiliza la columna y masajea la zona del abdomen, favoreciendo las digestiones.
✓ Si se hace suave relaja y si se hace más rápido es un maravilloso trabajo aeróbico.
✓ Estiliza la figura y nos aporta fuerza y flexibilidad.

La filosofía del yoga y sus 8 estadios

Los ocho pasos de Patanjali nos ayudan a vivir plenamente con conexión y con corazón

El yoga es mucho más que una disciplina física. Los yoguis o practicantes de yoga basamos nuestra vida en esta filosofía y cuando la integramos en el día a día vivimos la vida más conscientes, con la mente lúcida y una actitud más abierta.

El yoga llegará a tu vida en el momento perfecto y con el paso del tiempo cuando integras estos ocho pasos en tu vida te sentirás fluir, al igual que lo hace la naturaleza y la vida.

Los Yamas y Niyamas nos ayudan a trabajar y a reflexionar sobre nuestra actitud hacia el mundo y con uno mismo.

Cuando practicamos estos principios los alumnos sienten que se encuentran más conectados con ellos y con la vida.

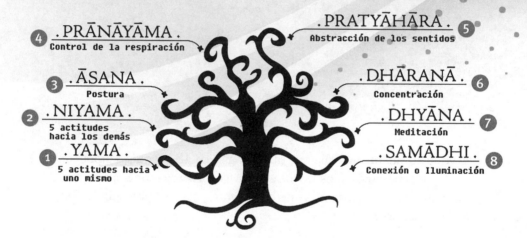

4 . PRĀNĀYĀMA .
Control de la respiración

3 . ĀSANA .
Postura

2 . NIYAMA .
5 actitudes
hacia los demás

1 . YAMA .
5 actitudes hacia
uno mismo

. PRATYĀHĀRA . 5
Abstracción de los sentidos

. DHĀRANĀ . 6
Concentración

. DHYĀNA . 7
Meditación

. SAMĀDHI . 8
Conexión o Iluminación

14

YAMAS

Ahimsa, «no violencia»
Satya, «la veracidad»
Asteya, «no robar»
Brahamacharia, «conservar la energía»
Aparigraha, «renunciar al deseo de poseer»

NIYAMAS

Saucha, «limpieza»
Santosha, «contentamiento interior»
Tapas, «disciplina»
Svadhyaya, «reflexión»
Isvara - pranidhana, «entrega a lo divino»

ĀSANA

Postura

PRĀNĀYĀMA

Control de la respiración

PRATYĀHĀRA

Abstracción de los sentidos

DHĀRANĀ

Concentración

DHYĀNA

Meditación

SAMĀDHI

Conexión o iluminación

Estos ocho pasos se desarrollan a lo largo de una sesión de yoga,
pero recuerda que siempre puedes llevar contigo estas enseñanzas
si buscas una vida más saludable.

Atrae la felicidad para ti y para el mundo.

Este viaje solo puede ser realizado por ti querido shadaka
o «practicante de yoga». Habita tu cuerpo y ámate recuperando las riendas
en tu vida, porque el yoga será la luz que te guíe y si te desvías,
tu luz interior te hará regresar al que es tu camino.

Planning
semana a semana

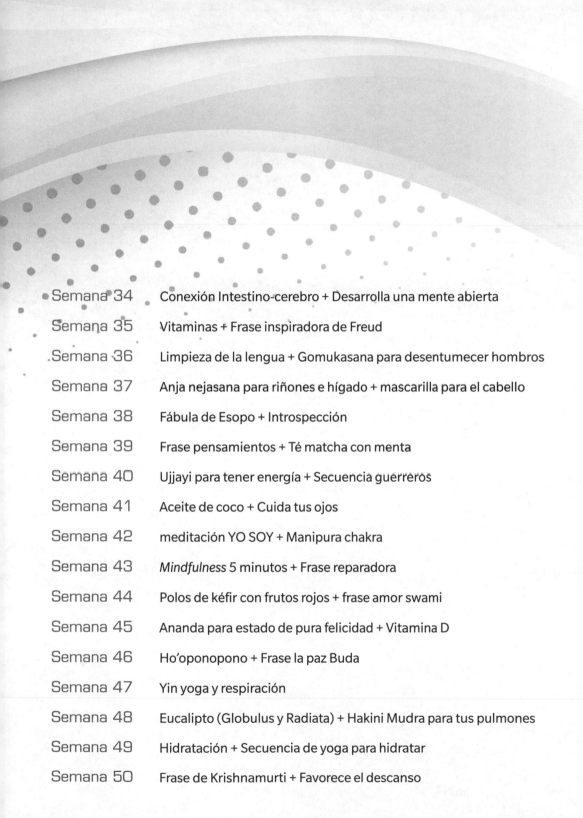

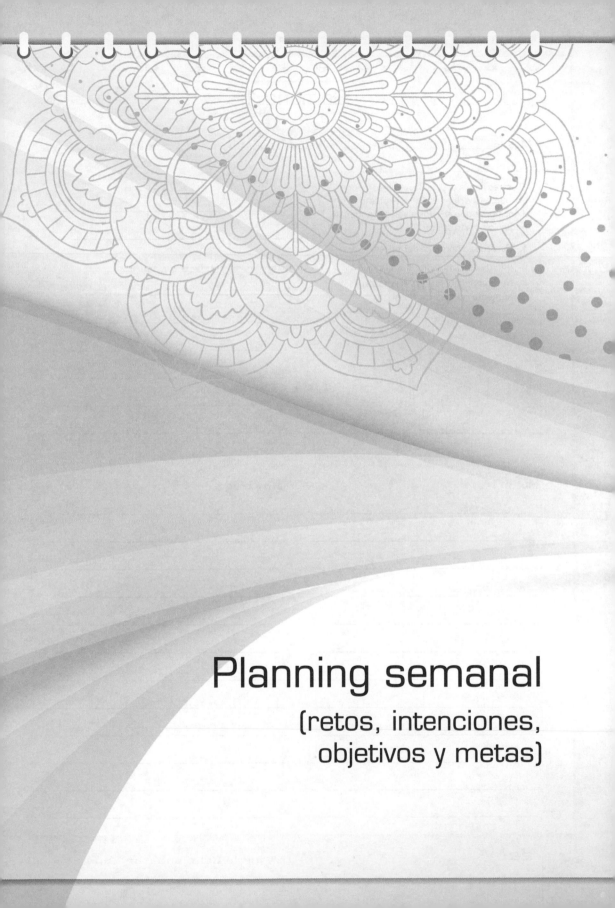

Planning semanal

(retos, intenciones,
objetivos y metas)

MES → _____ DÍA → _____ RETO DE LA SEMANA → _____ aliviar el estrés _____

El estrés activa el sistema nervioso y pone en marcha los riñones. Estos expulsan 3 hormonas que en altos niveles suponen un perjuicio para tu salud:

1. *Cortisol:* La hormona del estrés.
2. *Adrenalina:* Estimula los sentidos.
3. *Noradrenalina:* Acelera el corazón y aumenta la presión arterial.

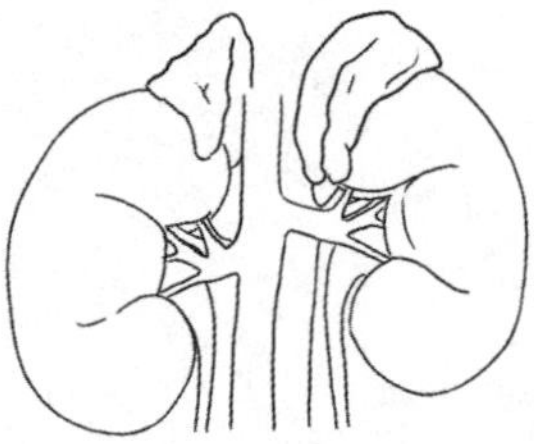

Lunes

Martes

Miércoles

Jueves

_____
_____
_____
_____
_____
_____
_____
_____
_____
_____

Viernes

_____
_____
_____
_____
_____
_____
_____
_____
_____
_____

Sábado

_____
_____
_____
_____
_____
_____
_____
_____
_____
_____
_____

Domingo - fiesta

_____
_____
_____
_____

Secuencia para aliviar el estrés

- 4 apoyos
- adho mukha
- eka pada rajakapotasana

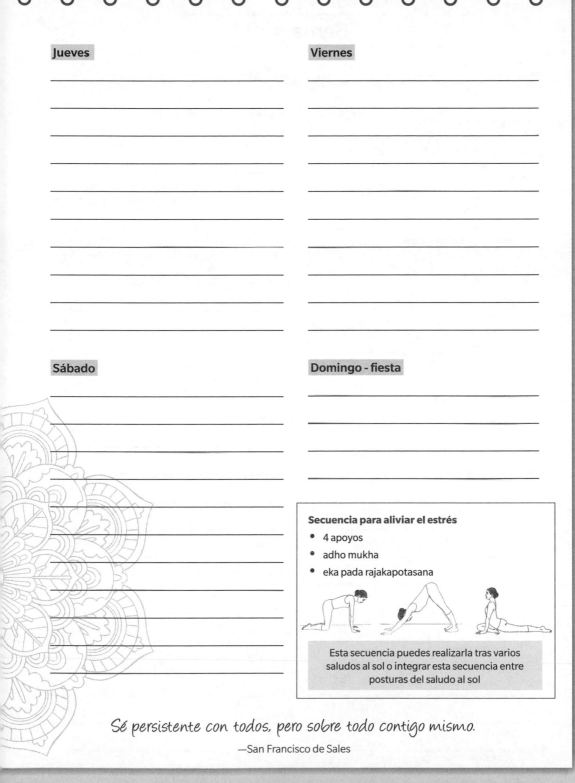

Esta secuencia puedes realizarla tras varios saludos al sol o integrar esta secuencia entre posturas del saludo al sol

Sé persistente con todos, pero sobre todo contigo mismo.
—San Francisco de Sales

Semana 2

Respiración completa

Esta respiración consigue cambiar el estado físico y mental. Es una respiración transformadora que alivia el estrés y potencia los estados de calma.

- Inhala por la nariz y expande el abdomen, las costillas y el pecho.
- Exhala por la nariz, conecta el ombligo a la columna y vacíate de aire.

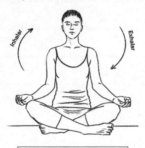

x10 veces

Lunes

_____
_____
_____
_____
_____
_____
_____
_____
_____

Miércoles

_____
_____
_____
_____
_____
_____
_____
_____
_____
_____

Martes

_____
_____
_____
_____
_____
_____
_____
_____
_____
_____

Jueves

_____
_____
_____
_____
_____
_____
_____
_____
_____

Viernes

_____
_____
_____
_____
_____
_____
_____
_____
_____

Sábado

_____
_____
_____
_____
_____
_____
_____
_____
_____

Domingo - fiesta

_____
_____
_____
_____
_____
_____

Meditación del Agradecimiento

Antes de acostarte medita sobre al menos tres cosas que te hayan ocurrido en tu día por los que te sientas agradecido.

Repítelo siempre que puedas

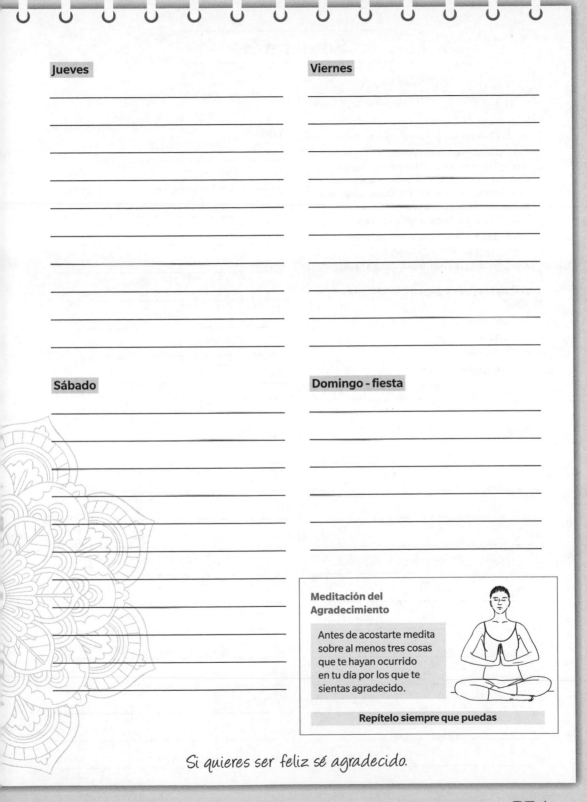

Si quieres ser feliz sé agradecido.

Semana 3

AHIMSA «el principio de la no violencia»

La filosofía del yoga está basada en 8 estadios que se conocen por los primeros escritos por Patanjali. En el primer precepto encontramos las conductas morales exteriores que se refieren a cómo nos relacionamos con el mundo, con nuestro entorno (véase página 13 y ss.).

Y Ahimsa se refiere a la «no violencia» en pensamiento, palabra y acción.

A lo largo de la semana, trae Ahimsa a tu vida.

¿Cómo te ayuda el yoga a traer Ahimsa a tu vida?

- Respiración
- Posturas
- Meditación
- Pensamiento positivo

Lunes

_____
_____
_____
_____
_____
_____
_____
_____
_____

Martes

_____
_____
_____
_____
_____
_____
_____
_____
_____
_____
_____

Miércoles

_____
_____
_____
_____
_____
_____
_____
_____
_____
_____
_____

Jueves

_____
_____
_____
_____
_____
_____
_____
_____
_____
_____

Viernes

_____
_____
_____
_____
_____
_____
_____
_____
_____
_____

Sábado

_____
_____
_____
_____
_____
_____
_____
_____
_____
_____
_____

Domingo - fiesta

_____
_____
_____

Desintoxica tu organismo

En ayunas bebe agua con limón y canela:

- Mejora la digestión, depura el organismo y refresca el aliento.
- Alcaliniza nuestro Ph.
- Favorece el sistema inmune por su alto contenido en vitamina C.
- Aporta brillo a la piel.
- Te ayuda a entrar en calor.

El yoga enseña a afrontar los obstáculos de la vida con un estado de ánimo sosegado, sacando de todo enseñanza y vitalidad.

—Ramiro Calle

Semana 4

Mudra de emergencia

Beneficios

Las personas con depresión se benefician con este gesto o yoga de las manos, meditación al limpiar y renovar la energía emocional, consiguen dejar la mente en blanco (no tienes que hacer ni pensar en nada, conecta con el vacío) 11 minutos; busca el vacío de tu mente, cerrar el círculo con nosotros mismos y crear conexión. En culturas orientales significa limpieza y sencillez interior.

Lunes

_____
_____
_____
_____
_____
_____
_____
_____
_____
_____

Martes

_____
_____
_____
_____
_____
_____
_____
_____
_____
_____
_____

Miércoles

_____
_____
_____
_____
_____
_____
_____
_____
_____
_____
_____

Jueves

_____

_____

_____

_____

_____

_____

_____

_____

_____

Sábado

_____

_____

_____

_____

_____

_____

_____

_____

_____

Viernes

_____

_____

_____

_____

_____

_____

_____

Domingo - fiesta

_____

_____

_____

_____

_____

_____

_____

Magnesio

Se le conoce como el mineral de la relajación muscular. Hay muchos alimentos que contienen magnesio (garbanzos, sésamo, verduras de hoja verde, etc.), pero es conveniente suplementar por ser un mineral que actúa en el organismo en más de 300 reacciones bioquímicas. Además, el magnesio ayuda a crear GABBA, un neurotransmisor que en dosis bajas puede generar depresión, ansiedad y problemas de insomnio.

¿Cómo saber si necesito magnesio?

- Tics en los ojos.
- Irritabilidad nerviosa.
- Cuesta desconectar la mente.

El único medio para lograr la auténtica felicidad es el autoconocimiento.

—Yoga Vasihtha

Semana 5

Matyasana

- Esta postura abre el pecho y la garganta, genera flexibilidad en la caja torácica y fuerza en los músculos de la espalda.

- Intégrala al final de tu práctica y dirige tu mirada interior hacia el entrecejo.

- Tras realizarla, abraza las rodillas al pecho.

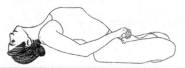

Matyasana
Aliviamos las emociones que nos bloquean

Lunes

_____
_____
_____
_____
_____
_____
_____
_____
_____

Martes

_____
_____
_____
_____
_____
_____
_____
_____
_____
_____
_____
_____

Miércoles

_____
_____
_____
_____
_____
_____
_____
_____
_____
_____
_____
_____

Jueves

_____
_____
_____
_____
_____
_____
_____
_____
_____
_____

Viernes

_____
_____
_____
_____
_____

Domingo - fiesta

_____
_____
_____
_____
_____
_____

Sábado

_____
_____
_____
_____
_____
_____
_____

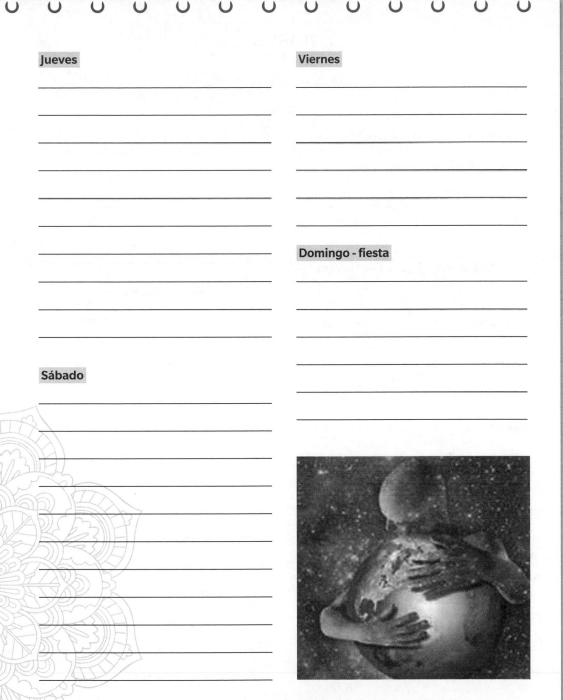

*El amor es la mayor fuerza del mundo y, al mismo tiempo,
la más humilde que se pueda imaginar.*

—Gandhi

Semana 6

Si te sientes estresado o fatigado, da un paseo por el campo y recarga tu energía.

Al estar en contacto con la naturaleza conectamos con la respiración profunda y relajamos la vista observando lo que nos rodea. Fíjate en los pájaros, una especie que se pasa la mayor parte del día jugando a través de su canto.

Realízalo cuando te cambie el humor.

¿Recuerdas cuando eras pequeño y pasabas el día jugando y descubriendo?

Lunes

_____
_____
_____
_____
_____
_____
_____
_____
_____

Martes

_____
_____
_____
_____
_____
_____
_____
_____
_____
_____
_____
_____

Miércoles

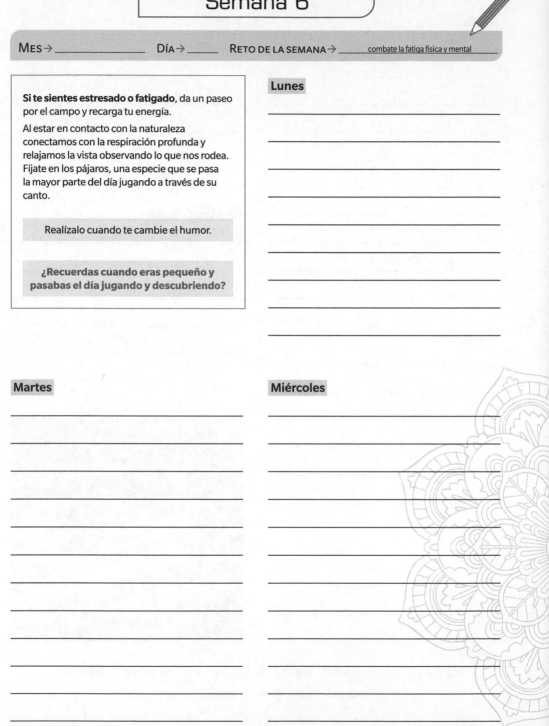

_____
_____
_____
_____
_____
_____
_____
_____
_____
_____
_____
_____

Jueves

_____

_____

_____

_____

_____

_____

_____

_____

Sábado

_____

_____

_____

_____

_____

_____

_____

_____

Viernes

_____

_____

_____

_____

_____

_____

_____

Domingo - fiesta

_____

_____

_____

_____

> **Pan nutritivo cargado de Omega 3**
>
> Las semillas de chía y lino son una fuente rica en Omega 3 y tienen mucha fibra. Para poder aprovechar el máximo poder de estas semillas es mejor tomarlas trituradas. Este pan en el desayuno es saciante y muy nutritivo y sin harinas.
>
> **Puedes tomarlo con aguacate acompañándolo de un rico café de cereales.**
>
> - Mezcla los siguientes ingredientes «con movimientos envolventes»:
>   - ✓ 6 claras de huevo a punto de nieve
>   - ✓ 1 sobre de levadura
>   - ✓ 80 g de semillas de lino trituradas
>   - ✓ 20 g de semillas de chía (las puedes mojar previamente mientras preparamos la mezcla)
>   - ✓ Pizca de sal
>   - ✓ Puñado de avellanas o el fruto seco que más te guste
> - Decora con semillas de girasol, calabaza, lino y chía sin triturar y ya puedes consumirlo.

Todo hombre puede ser, si se lo propone, escultor de su propio cerebro.

—Santiago Ramón y Cajal (Médico español, premio Nobel de Medicina en 1906)

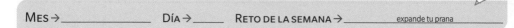

Semana 7

MES → _____   DÍA → _____   RETO DE LA SEMANA → _____ expande tu prana

Los chakras son vórtices de energía, si su energía no fluye por defecto o exceso, puede provocarnos enfermedades. Cuando hacemos yoga, potenciamos su funcionamiento correcto.

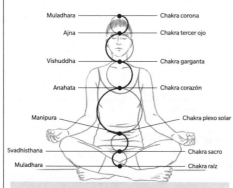

Muladhara — Chakra corona
Ajna — Chakra tercer ojo
Vishuddha — Chakra garganta
Anahata — Chakra corazón
Manipura — Chakra plexo solar
Svadhisthana — Chakra sacro
Muladhara — Chakra raíz

- **Chakra raíz:** arraigo y seguridad
- **Chakra sacro:** creatividad
- **Chakra plexo solar:** confianza en lo que hacemos, pensamos y sentimos
- **Chakra corazón:** amor y compasión
- **Chakra garganta:** alegría y positividad, nos sabemos expresar con la verdad
- **Chakra tercer ojo:** apertuta mental e intuición
- **Chakra corona:** iluminación y conexión espiritual

Lunes

_____
_____
_____
_____
_____
_____
_____
_____
_____
_____

Miércoles

_____
_____
_____
_____
_____

Martes

_____
_____
_____
_____
_____
_____
_____

Agenda del bienestar Yoga es vida

Jueves

_____
_____
_____
_____
_____
_____
_____
_____
_____

Viernes

_____
_____
_____
_____
_____
_____
_____
_____
_____

Sábado

_____
_____
_____
_____
_____
_____
_____
_____
_____

Domingo - fiesta

_____
_____
_____
_____

Ylang Ylang

- Usa agua destilada de farmacia y llena un bote de vidrio.
- Echa 20 gotas de esencia Ylang Ylang y llévala en tu bolso o déjala cerca del ordenador y te vas aplicando siempre que quieras.

Es una esencia floral que emocionalmente tiene efecto EQUILIBRANTE, ayudando a igualar el lado masculino y el femenino.

Aporta brillo al cabello y favorece a la piel grasa y con tendencia acnéica y ayuda a las arrugas.

El yoga es el espacio donde la flor florece.

Semana 8

El yoga es una luz, que
una vez encendida,
nunca se atenuará.
Cuanto mejor es la
práctica, más brillante es
la llama.

—B.K.S. Iyengar

Lunes

_____
_____
_____
_____
_____
_____
_____
_____
_____

Martes

_____
_____
_____
_____
_____
_____
_____
_____
_____
_____
_____
_____

Miércoles

_____
_____
_____
_____
_____
_____
_____
_____
_____
_____
_____
_____

Jueves

_____
_____
_____
_____
_____
_____
_____
_____
_____

Viernes

_____
_____
_____
_____
_____
_____
_____
_____
_____

Sábado

_____
_____
_____
_____
_____
_____
_____
_____
_____

Domingo - fiesta

_____
_____
_____
_____

Semillas de sésamo

Si tienes artritis añade SEMILLAS DE SÉSAMO a tu granola en el desayuno.

Propiedades

- Contiene calcio (100 g - 1 g de calcio).
- Omega 3 y 6.
- Ricos en lectina, descomponen las grasas.
- Hierro, zinc y calcio.

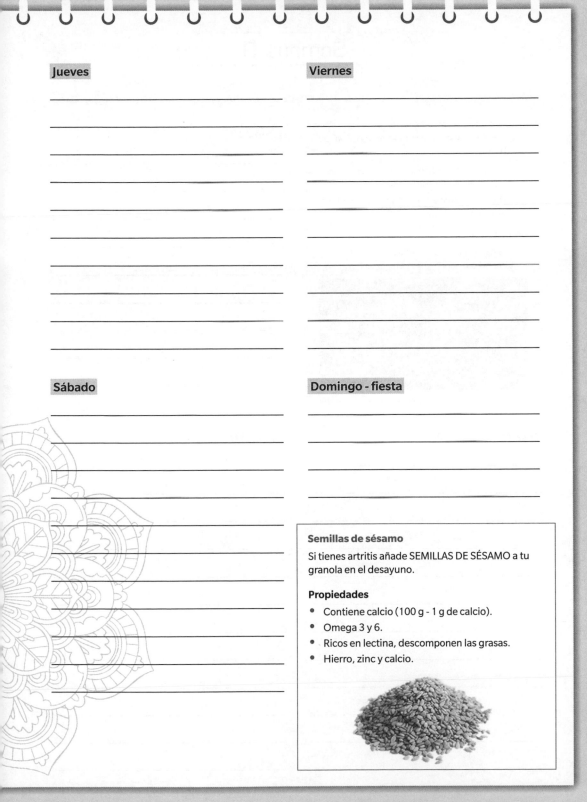

Semana 9

La esencia de salvia regula el desequilibrio hormonal

- Alivia cólicos menstruales y con menopausia actúa como un fitoestrógeno.
- Ayuda a la calma y a la tranquilidad mental y al equilibrio de la piel.

Cómo usarla

- Aplicar en el cuerpo 2 gotas y aceite de almendras.

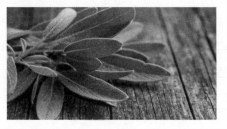

Lunes

_____
_____
_____
_____
_____
_____
_____
_____
_____
_____
_____

Martes

_____
_____
_____
_____
_____
_____
_____
_____
_____
_____
_____
_____

Miércoles

_____
_____
_____
_____
_____
_____
_____
_____
_____
_____
_____
_____

Jueves

_____
_____
_____
_____
_____
_____
_____
_____
_____

Sábado

_____
_____
_____
_____
_____
_____
_____
_____
_____

Viernes

_____
_____
_____
_____
_____
_____

Domingo - fiesta

_____
_____
_____
_____

Revitalízate con «Eka Pada Rajakapotasana»

- Cogemos fuerza en toda la musculatura posterior y la musculatura anterior se abre.
- Regula la tiroides y su secrección hormonal.
- Estira el piramidal y nervio ciático.

10 respiraciones por lado.

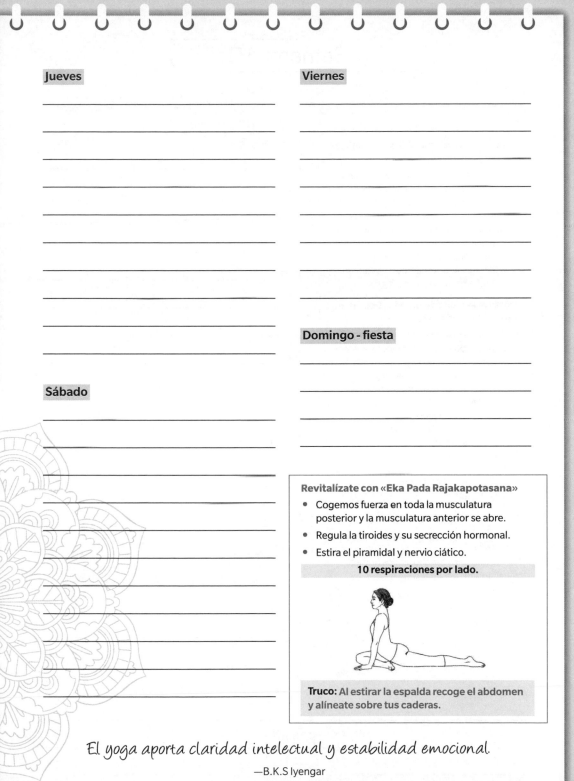

Truco: Al estirar la espalda recoge el abdomen y alíneate sobre tus caderas.

El yoga aporta claridad intelectual y estabilidad emocional.
—B.K.S Iyengar

Semana 10

MES → _____   DÍA → _____   RETO DE LA SEMANA → _____ me cuido por dentro y por fuera _____

Mejora la función barrera de la piel «cara, cuerpo y cabello»

- El aceite de aguacate vía tópica es muy nutritivo para la piel y además tiene FP 15.
- Si no tienes crema solar de protección, puedes usar este aceite vegetal y te protegerá durante 15 minutos de exposición al sol.
- Es un aceite muy hidratante con vitaminas A, D, E; además, es calmante y antiinflamatorio (omega 3 y 6).

Presta atención a tu hígado. Depura el hígado 2 veces al año

- El hígado es el mayor filtro y se encarga de más de 500 funciones metabólicas y es el responsable de más de 120 enfermedades.
- Lengua blanca o sabor amargo en la boca.
- Si tomamos muchos medicamentos.
- Si padecemos estrés, ya que el cortisol se elimina en el hígado.
- Migrañas, pues la histamina se libera a través del hígado.
- Alergias.
- Síndrome premenstrual y menopausia; «las hormonas se liberan por el hígado».
- Inflamación prostática y andropausia.

Depurador hepático:
fase 1 «limpieza» y fase 2 «excreción»

- Haz torsiones a ambos lados que estrujen y expandan tu hígado.

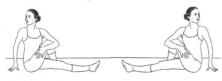

Martes
_____
_____
_____

Lunes
_____
_____
_____
_____
_____
_____
_____
_____
_____
_____

Miércoles
_____
_____
_____
_____
_____
_____
_____
_____
_____
_____

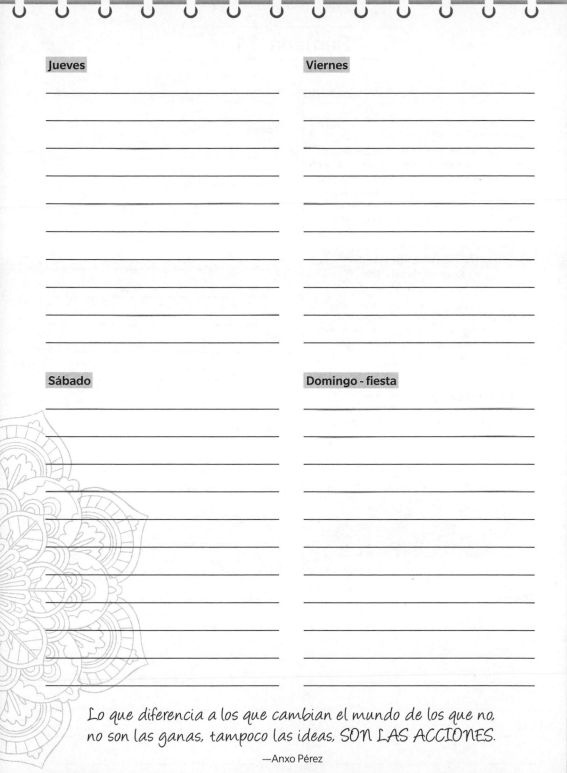

Jueves

_____
_____
_____
_____
_____
_____
_____
_____
_____
_____

Viernes

_____
_____
_____
_____
_____
_____
_____
_____
_____
_____

Sábado

_____
_____
_____
_____
_____
_____
_____
_____
_____
_____

Domingo - fiesta

_____
_____
_____
_____
_____
_____
_____
_____
_____
_____

_Lo que diferencia a los que cambian el mundo de los que no,
no son las ganas, tampoco las ideas, SON LAS ACCIONES._

—Anxo Pérez

Mes→ _____ Día→ _____ Reto de la semana→ _____ libérate del dolor _____

¿Qué hay detrás de un dolor?

El cuerpo se expresa a través del dolor. Por ese motivo cuando algo te duela, observa qué hay detrás de ese dolor, qué quiere comunicarte tu cuerpo. Y una vez que sepamos qué emoción esconde o reprime ese dolor que muestra el cuerpo, podremos dirigirnos a él y hablarle:

«Gracias cuerpo, ya sé qué quieres mostrarme a través de este dolor y voy a ponerle solución»

Nota: es importante que si quieres que el dolor desaparezca, seas consciente del dolor y que le pongas remedio a lo que ocurre en tu vida.

Truco de yoga: Activa la zona donde sientes dolor y respira conscientemente hacia esa zona mientras la movilizas y la estiras.

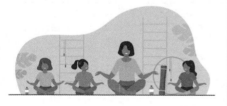

Lunes

_____
_____
_____
_____
_____
_____
_____
_____
_____
_____
_____

Miércoles

_____
_____
_____
_____
_____
_____
_____
_____

Martes

_____
_____
_____
_____
_____
_____

Jueves

_____
_____
_____
_____
_____
_____

_____
_____
_____
_____

Viernes

_____
_____
_____
_____
_____

_____
_____
_____

Sábado

_____
_____
_____
_____

_____
_____
_____
_____
_____

Domingo - fiesta

_____
_____
_____
_____

Resetea tu energía a lo largo del día

La pérdida de energía se expresa en forma de agotamiento, enfermedad e incluso en ocasiones puede mostrarse con afectaciones psicológicas.

Trucos

- Haz 10 respiraciones profundas.
- Hidrátate mucho; bebe agua con limón y jengibre.
- Micromeditaciones 5 minutos.
- Espacios de silencio.

Transmuta el dolor en luz.

—Anónimo

Semana 12

Unos pies relajados ayudarán a tu descanso

Cuando nos duelen los pies significa que estamos haciendo las cosas más rápido de lo que nuestro cuerpo puede. Ese dolor o molestia nos avisa de que vayamos más despacio a lo largo del día.

Truco

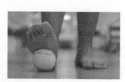

- Si te duelen los pies, masajea con pelota de tenis.

- Esencia de lavanda con manteca de karité.

La esencia de lavanda favorece el descanso profundo y el karité es muy hidratante para los pies resecos.

Lunes

_____
_____
_____
_____
_____
_____
_____
_____
_____
_____

Martes

_____
_____
_____
_____
_____
_____
_____
_____
_____
_____
_____

Miércoles

_____
_____
_____
_____
_____
_____
_____
_____
_____
_____
_____

Jueves

_____
_____
_____
_____
_____
_____
_____
_____
_____

Viernes

_____
_____
_____
_____
_____
_____
_____
_____

Domingo - fiesta

_____
_____
_____
_____

Sábado

_____
_____
_____
_____
_____
_____
_____
_____
_____
_____
_____

Estar bien es fundamental

Reflexiona

- Cierra los ojos. Respira por la nariz unos minutos y conectando con tu interior, responde a esta pregunta:

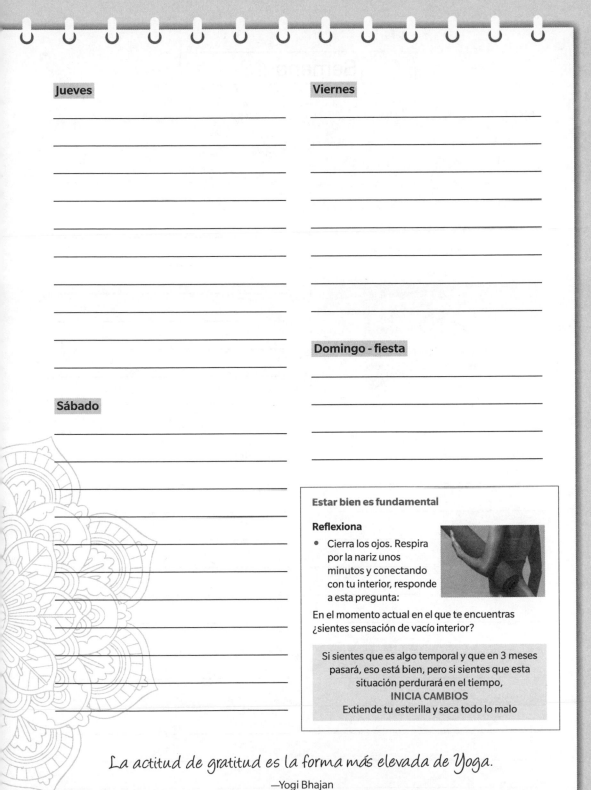

En el momento actual en el que te encuentras ¿sientes sensación de vacío interior?

Si sientes que es algo temporal y que en 3 meses pasará, eso está bien, pero si sientes que esta situación perdurará en el tiempo,
INICIA CAMBIOS
Extiende tu esterilla y saca todo lo malo

La actitud de gratitud es la forma más elevada de Yoga.
—Yogi Bhajan

Semana 13

La nariz es un guerrero silencioso; el guardián de nuestros cuerpos, el farmacéutico de nuestras mentes y la veleta de nuestras emociones

—James Nestor

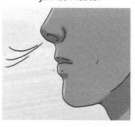

Lunes

_____
_____
_____
_____
_____
_____
_____
_____
_____

Martes

_____
_____
_____
_____
_____
_____
_____
_____
_____
_____
_____
_____

Miércoles

_____
_____
_____
_____
_____
_____
_____
_____
_____
_____
_____
_____

Jueves

_____
_____
_____
_____
_____
_____
_____
_____
_____
_____

Viernes

_____
_____
_____
_____
_____
_____
_____
_____
_____
_____

Sábado

_____
_____
_____
_____
_____
_____
_____
_____
_____
_____

Domingo - fiesta

_____
_____
_____

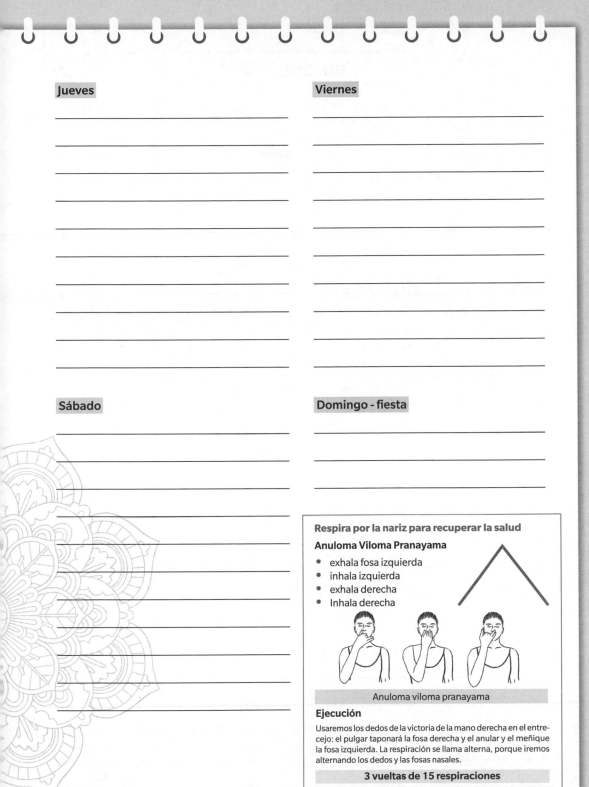

Respira por la nariz para recuperar la salud

Anuloma Viloma Pranayama

- exhala fosa izquierda
- inhala izquierda
- exhala derecha
- Inhala derecha

Anuloma viloma pranayama

Ejecución

Usaremos los dedos de la victoria de la mano derecha en el entrecejo: el pulgar taponará la fosa derecha y el anular y el meñique la fosa izquierda. La respiración se llama alterna, porque iremos alternando los dedos y las fosas nasales.

3 vueltas de 15 respiraciones

Semana 14

Fuera cansancio

vaca-gato

x10 respiraciones

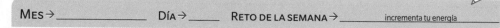

Bidalasana
Movilizamos columna sin forzar el cuello

Coordina respiración y movimiento

- Inhala y comienza a mover desde la zona baja de la columna, arqueando la columna.

- Exhala, y desde la zona baja de la columna redondea y eleva costillas y baja cadera como si hicieras chepa, soltando el cuello.

Lunes

_____
_____
_____
_____
_____
_____
_____
_____
_____
_____

Martes

_____
_____
_____
_____
_____
_____
_____
_____
_____
_____
_____
_____
_____

Miércoles

_____
_____
_____
_____
_____
_____
_____
_____
_____
_____
_____
_____
_____

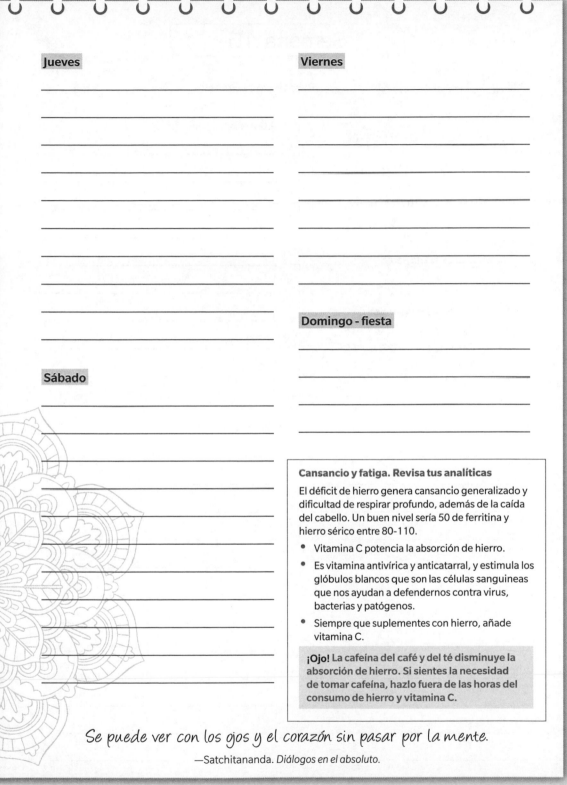

Jueves

_____
_____
_____
_____
_____
_____
_____
_____

Sábado

_____
_____
_____
_____
_____
_____
_____
_____

Viernes

_____
_____
_____
_____
_____
_____
_____

Domingo - fiesta

_____
_____
_____
_____

Cansancio y fatiga. Revisa tus analíticas

El déficit de hierro genera cansancio generalizado y dificultad de respirar profundo, además de la caída del cabello. Un buen nivel sería 50 de ferritina y hierro sérico entre 80-110.

- Vitamina C potencia la absorción de hierro.
- Es vitamina antivírica y anticatarral, y estimula los glóbulos blancos que son las células sanguineas que nos ayudan a defendernos contra virus, bacterias y patógenos.
- Siempre que suplementes con hierro, añade vitamina C.

¡Ojo! La cafeína del café y del té disminuye la absorción de hierro. Si sientes la necesidad de tomar cafeína, hazlo fuera de las horas del consumo de hierro y vitamina C.

Se puede ver con los ojos y el corazón sin pasar por la mente.
—Satchitananda. _Diálogos en el absoluto._

Semana 15

> *Practicar yoga puede ser tu faro que te guía hacia tu luz interior*
> —Marta Pérez

Las bajas laborales

30 % de las bajas son por estrés

70 % por enfermedades comunes

Lunes

_____

_____

_____

_____

_____

_____

_____

_____

_____

_____

Martes

_____

_____

_____

_____

_____

_____

_____

_____

_____

_____

_____

_____

_____

Miércoles

_____

_____

_____

_____

_____

_____

_____

_____

_____

_____

_____

_____

_____

Jueves

_____
_____
_____
_____
_____
_____
_____
_____
_____

Viernes

_____
_____
_____
_____
_____
_____
_____
_____
_____

Sábado

_____
_____
_____
_____
_____
_____
_____
_____

Domingo - fiesta

_____
_____
_____
_____
_____
_____
_____

¿Tendinitis ?

Usa la esencia de Hierba Luisa

- Regenera los tendones y desinflama.
- Tiene un efecto relajante y un aroma suave.

Aplica de 3 a 5 veces al día
La puedes diluír con aceite de almendras.

MES → _____ DÍA → _____ RETO DE LA SEMANA → _____ cambia tu estado mental

Saca la basura de tu mente

Mantra

Sa Ta Na Ma – versión Mirabai Ceiba

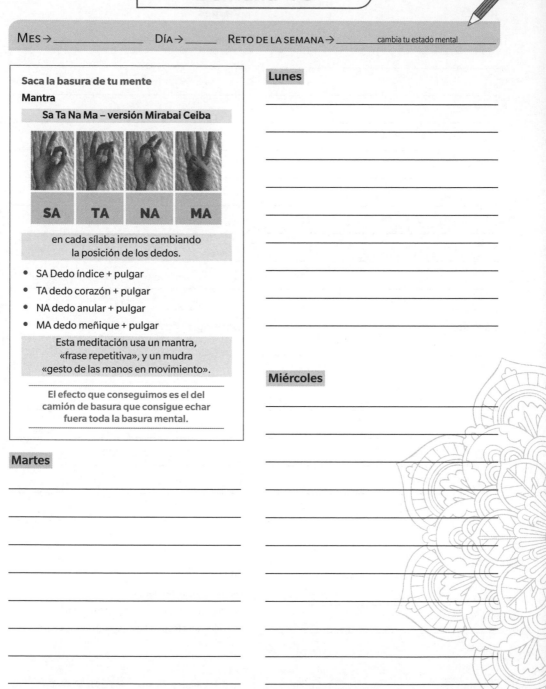

| SA | TA | NA | MA |

en cada sílaba iremos cambiando
la posición de los dedos.

- SA Dedo índice + pulgar
- TA dedo corazón + pulgar
- NA dedo anular + pulgar
- MA dedo meñique + pulgar

Esta meditación usa un mantra,
«frase repetitiva», y un mudra
«gesto de las manos en movimiento».

El efecto que conseguimos es el del
camión de basura que consigue echar
fuera toda la basura mental.

Lunes

_____

_____

_____

_____

_____

_____

_____

_____

_____

_____

Miércoles

_____

_____

_____

_____

_____

_____

_____

_____

_____

_____

Martes

_____

_____

_____

_____

_____

_____

_____

_____

_____

_____

Jueves

_____
_____
_____
_____
_____
_____
_____
_____
_____
_____

Viernes

_____
_____
_____
_____
_____
_____
_____
_____
_____
_____

Sábado

_____
_____
_____
_____
_____
_____
_____
_____
_____
_____
_____

Domingo - fiesta

_____
_____
_____

Los colores afectan a nuestro ánimo y a nuestro estado mental. Elige el color en función de lo que quieras sentir.

Psicología de color

- Blanco: la pureza y la luz.
- Azul: seriedad y sinceridad.
- Verde: crecimiento y seguridad.
- Amarillo: el color del optimismo.
- Rojo: pasión.
- Rosa: feminidad.
- Naranja: energía de crecimiento.

El secreto de la salud mental y física es no llorar por el pasado
ni preocuparse por el futuro, ni anticipar problemas,
sino vivir el momento presente sabia y seriamente.

—Paramahansa Yogananda

Semana 17

Meditación al iniciar el día

«Si quieres ser feliz, sé agradecido»

Meditación al acabar el dia

- Respira profundamente durante unos minutos, calma tu mente y relaja las tensiones.

- Trae a tu mente:

  1. Tres aspectos positivos del día de hoy

  2. Tres cosas que te hayan ocurrido a lo largo del día por las que te sientes agradecido.

  3. Algo que puedes mejorar

Lunes

_____

_____

_____

_____

_____

_____

_____

_____

_____

Miércoles

_____

_____

_____

_____

_____

_____

_____

_____

_____

Martes

_____

_____

_____

_____

_____

_____

_____

_____

_____

Jueves

_____
_____
_____
_____
_____
_____
_____
_____
_____

Viernes

_____
_____
_____
_____
_____
_____
_____
_____
_____

Sábado

_____
_____
_____
_____
_____
_____
_____
_____
_____
_____

Domingo - fiesta

_____
_____
_____
_____
_____
_____
_____
_____
_____
_____

He tenido miles de problemas en mi vida.
La mayoría de ellos nunca sucedieron en realidad.

—Mark Twain

Semana 18

Agudiza tu oído y cálmate escuchando el mantra

Gobinday, Mukande, Udhaare, Apaare, Hariang, Kariang, Nimaame, Akaame

«Sustentador, Liberador, Iluminador (eleva y exalta tu espíritu), Infinito, Destructor, Creador, Sin nombre, Sin deseos (el amor y la compasión más allá del deseo)».

Lunes

Martes

Miércoles

Jueves

_____
_____
_____
_____
_____
_____
_____
_____
_____
_____

Viernes

_____
_____
_____
_____
_____
_____
_____
_____
_____
_____

Sábado

_____
_____
_____
_____
_____
_____
_____
_____
_____
_____

Domingo - fiesta

_____
_____
_____

¿Cooperas o compites?

Reflexiona

- Cuando trabajas o estás en familia; con tus hermanos, cuñadas y padres… ¿cooperas o compites?
- La intención que hay tras cada palabra que sale por tu boca, qué fin tiene ¿es para competir?

Opta por cooperar y no por competir

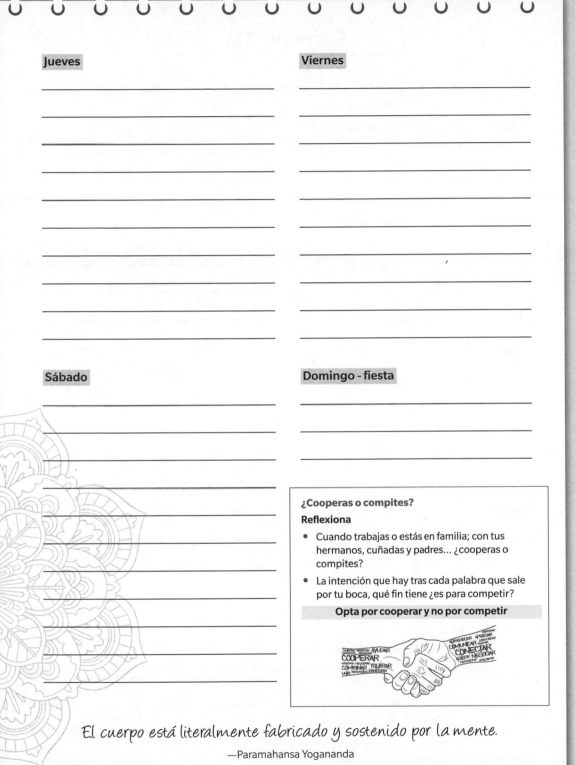

El cuerpo está literalmente fabricado y sostenido por la mente.

—Paramahansa Yogananda

Semana 19

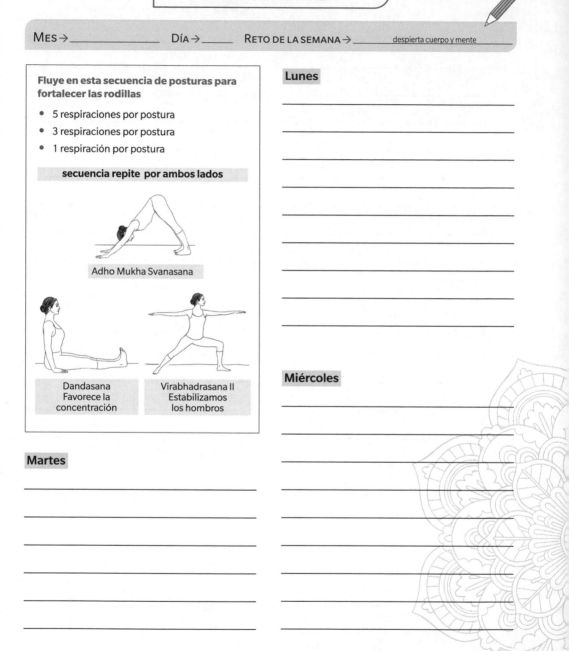

Fluye en esta secuencia de posturas para fortalecer las rodillas

- 5 respiraciones por postura
- 3 respiraciones por postura
- 1 respiración por postura

secuencia repite por ambos lados

Adho Mukha Svanasana

Dandasana
Favorece la
concentración

Virabhadrasana II
Estabilizamos
los hombros

Lunes

_____
_____
_____
_____
_____
_____
_____
_____
_____

Miércoles

_____
_____
_____
_____
_____
_____
_____
_____

Martes

_____
_____
_____
_____
_____
_____
_____
_____

Jueves

_____
_____
_____
_____
_____
_____
_____
_____
_____
_____

Sábado

_____
_____
_____
_____
_____
_____
_____
_____
_____
_____
_____

Viernes

_____
_____
_____
_____
_____
_____
_____

Domingo - fiesta

_____
_____
_____
_____
_____

brazo arriba

alarga el costado

mano toca
ligeramente
la pierna

rodilla alineada
con talón

Guerrero extendido

Trikonasana

No usamos el cuerpo para entrar en la postura,
sino que usamos la postura para entrar en el cuerpo.

—Bernie Clark

Semana 20

Shitali Pranayama

Esta técnica nos ayuda a enfriar el cuerpo.

En días de calor o por sofocos en plena menopausia.

- coloca tu lengua en forma de rollito
- inhala por la lengua y exhala por la nariz

Profundiza en esta respiración

- 3 veces x 10 respiraciones.

La forma de la lengua en forma de pajita, genera que el aire que entra refrigere los pulmones.

Lunes

_____

_____

_____

_____

_____

_____

_____

_____

_____

_____

_____

Miércoles

_____

_____

_____

_____

_____

_____

_____

_____

_____

_____

_____

Martes

_____

_____

_____

_____

_____

_____

_____

_____

_____

Jueves

_____
_____
_____
_____
_____
_____
_____
_____
_____

Viernes

_____
_____
_____
_____
_____
_____
_____
_____
_____

Sábado

_____
_____
_____
_____
_____
_____
_____
_____
_____
_____
_____

Domingo - fiesta

_____
_____
_____
_____
_____
_____
_____
_____
_____
_____
_____

El yoga es ecuanimidad en éxito y fracaso.
—Bhagavad Gita (400-300 a. C.)

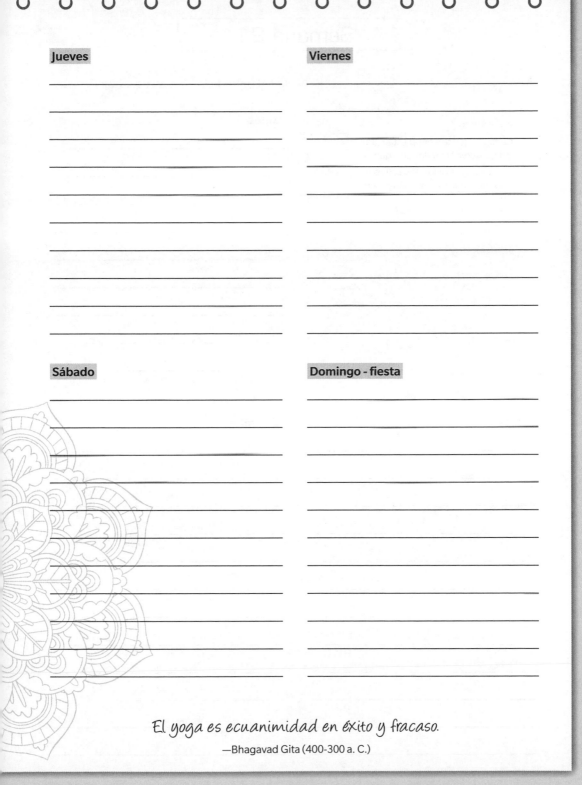

Semana 21

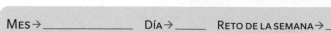
Fluir del agua

- Cada vez que te sientas estancado en tu vida observa la fluidez del agua.
- El agua fluye por los obstáculos y se adapta a las dificultades que encuentra por el camino.

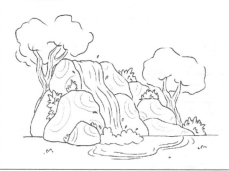

Lunes

_____

_____

_____

_____

_____

_____

_____

_____

Martes

_____

_____

_____

_____

_____

_____

_____

_____

_____

_____

Miércoles

_____

_____

_____

_____

_____

_____

_____

_____

_____

_____

Jueves

_____
_____
_____
_____
_____
_____
_____
_____
_____

Viernes

_____
_____
_____
_____
_____
_____
_____
_____
_____

Sábado

_____
_____
_____
_____
_____
_____
_____
_____
_____

Domingo - fiesta

_____
_____
_____

Varuna Mudra

- Cuando estés hasta las narices, practica este mudra que además te ayudará a recuperar la humedad en tu piel.

3 veces al día durante 15 min

Cuanto más meditas con buenos pensamientos, mejor será tu mundo y el mundo en general.

—Confucio

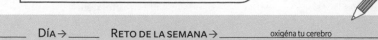

Semana 22

Mejora la oxigenación de tu cerebro y relaja tu diafragma con la:

Respiración cuadrada

Ritmo de la respiración Yóguica

El ritmo y el volumen de la respiración son dos de los aspectos importantes que tenemos en cuenta durante las clases de yoga y al realizar pranayamas.
El primer número se refiere a la inhalación y el segundo a la exhalación.

RESPIRACIÓN VISAVRITTI - 1:2

Alargamos la exhalación al doble. La proporción que se usa 1:2.
Este pranayama nos ayuda a mantener la calma o recobrarla ante situaciones estresantes.
Este ritmo podremos adoptarlo a lo largo de la clase o en determinadas secuencias del estrés o ansiedad para potenciar la relajación de cuerpo y mente.

RESPIRACIÓN SAMAVRITTI O «CUADRADA» - 2/2/2/2

Respiración con efecto revitalizante para el cuerpo y para la mente que consigue centrarla, y lo usaremos siempre que necesitemos hallar el equilibrio interior (insomnio, ansiedad y estrés).
Si visualizamos la forma de un cuadrado, los cuatro lados son iguales por lo que las fases serán iguales: Inhalación, Retención a pulmón vacío, Exhalación, Retención a pulmón lleno.
Y es tan sencilla de practicar que aunque nunca hayas hecho yoga antes, sabrás practicarla sin complicaciones.
La respiración cuadrada consiste en equilibrar el aire que entra con el aire que sale aplicando retenciones.
Debemos encontrar la simetría en las 4 fases.

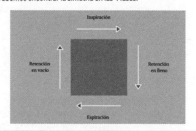

inhalo - retención pulmón lleno
exhalo - retención a pulmón vacío

Lunes

_____
_____
_____
_____
_____
_____
_____
_____
_____
_____

Miércoles

_____
_____
_____
_____
_____
_____
_____
_____
_____
_____

Martes

_____
_____
_____
_____
_____
_____

Jueves

_____
_____
_____
_____
_____
_____
_____
_____
_____

Viernes

_____
_____
_____
_____
_____
_____
_____
_____
_____

Sábado

_____
_____
_____
_____
_____
_____
_____
_____
_____

Domingo - fiesta

_____
_____
_____
_____
_____

Cuando tomes una decisión importante, tómate un tiempo de reflexión, no te precipites

Respira y deja pasar unas horas antes de dar tu respuesta

- Porque tu amígdala está secuestrada y tus decisiones se basarán en respuestas de supervivencia, de autoprotección.
- Cuando pasan los minutos o las horas, conseguimos que nuestra amígdala se relaje y entonces la respuesta será más acertada.

No puedes controlar lo que ocurre en el exterior,
pero siempre puedes controlar lo que hay en tu interior.

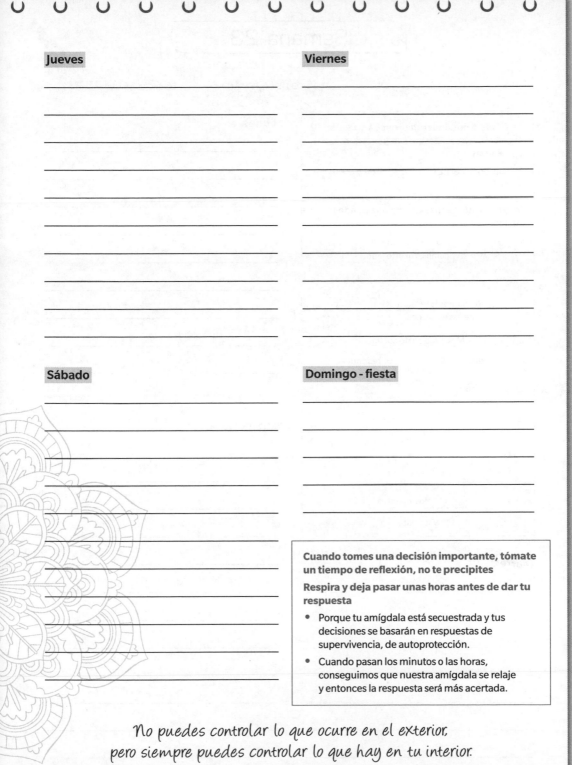

MES → _____ DÍA → _____ RETO DE LA SEMANA → _____Recupera la movilidad de tu eje_____

Lunes

_____
_____
_____
_____
_____
_____
_____
_____
_____
_____

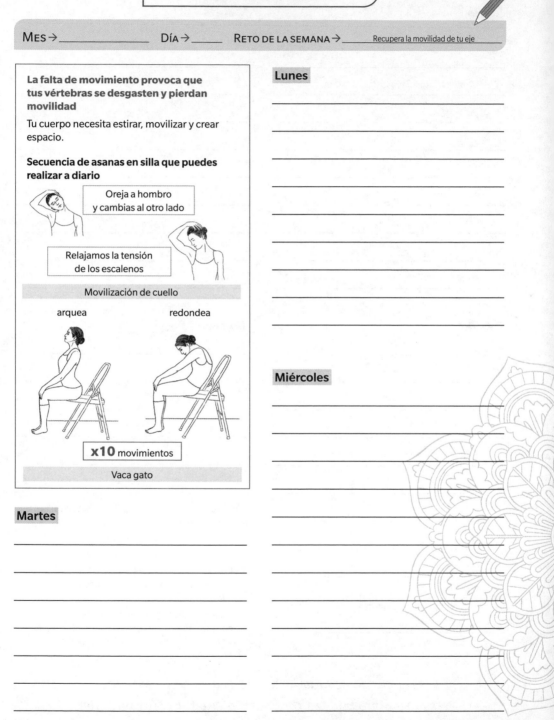

La falta de movimiento provoca que tus vértebras se desgasten y pierdan movilidad

Tu cuerpo necesita estirar, movilizar y crear espacio.

Secuencia de asanas en silla que puedes realizar a diario

Oreja a hombro
y cambias al otro lado

Relajamos la tensión
de los escalenos

Movilización de cuello

arquea   redondea

x10 movimientos

Vaca gato

Miércoles

_____
_____
_____
_____
_____
_____
_____
_____
_____
_____

Martes

_____
_____
_____
_____
_____
_____
_____
_____

Jueves

_____
_____
_____
_____
_____
_____
_____
_____
_____

Viernes

_____
_____
_____
_____
_____

Domingo - fiesta

_____
_____
_____
_____
_____
_____

Sábado

_____
_____
_____
_____
_____
_____
_____
_____
_____
_____
_____

Torsión

Exhala

Inhala

x5 veces movimiento dinámico

Halasana
Reduce la ansiedad

La edad se mide por la flexibilidad de la columna vertebral, por lo tanto, para mantenerse joven, tenemos que permanecer flexible.

–Yogi Bhajan: _La sabiduría del silencio interno taoísta_

Semana 24

Los glúteos necesitan tonificación

Cualquier músculo que no se usa pierde tono.

Realiza esta secuencia en esta semana.

3 respiraciones y cambia de pierna

Utakatasana

Variante de Adho Muka Svanasana

Comprime

Ustrasana

Adho Mukha Svanasana neutralidad del diafragma

Lunes

_____
_____
_____
_____
_____
_____
_____
_____
_____

Miércoles

_____
_____
_____
_____
_____
_____
_____
_____

Martes

_____
_____
_____
_____
_____
_____
_____
_____
_____

Jueves

_____
_____
_____
_____
_____
_____
_____
_____
_____
_____

Viernes

_____
_____
_____
_____
_____
_____
_____

Domingo - fiesta

_____
_____
_____
_____

Sábado

_____
_____
_____
_____
_____
_____
_____
_____
_____

Suelta las emociones estancadas con la respiracion del león SimHasana

- En la exhalación rugimos como un león sacando las garras.

Alivia el estrés y fortalece la garganta.

- Estira la columna
- Respira por la nariz unas cuantas veces para alargar la columna
- Inhala y al exhala; saca la lengua todo lo que puedas, dirigiendo la mirada al entrecejo.

Hazlo 10 veces y observa la sensación mientras respiras suavemente.

El yoga es 99 % práctica y 1 % teoría.

Semana 25

Chakras superiores

Matyasana variante. Elimina la tensión interna
si la mantenemos 5 respiraciones

Entrecejo -Ajna-
5 respiraciones para relajar el sistema nervioso

Sirsasana se considera «el rey de las asanas»

Lunes

_____
_____
_____
_____
_____
_____
_____
_____
_____

Miércoles

_____
_____
_____
_____
_____
_____
_____
_____
_____

Martes

_____
_____
_____
_____
_____
_____
_____
_____
_____

Jueves

_____
_____
_____
_____
_____
_____
_____
_____
_____

Sábado

_____
_____
_____
_____
_____
_____
_____
_____

Viernes

_____
_____
_____
_____
_____
_____
_____

Domingo - fiesta

_____
_____
_____
_____

Meditación para desarrollar tu espiritualidad

Para esta meditación puedes usar en tu difusor unas gotitas de ylang ylang.

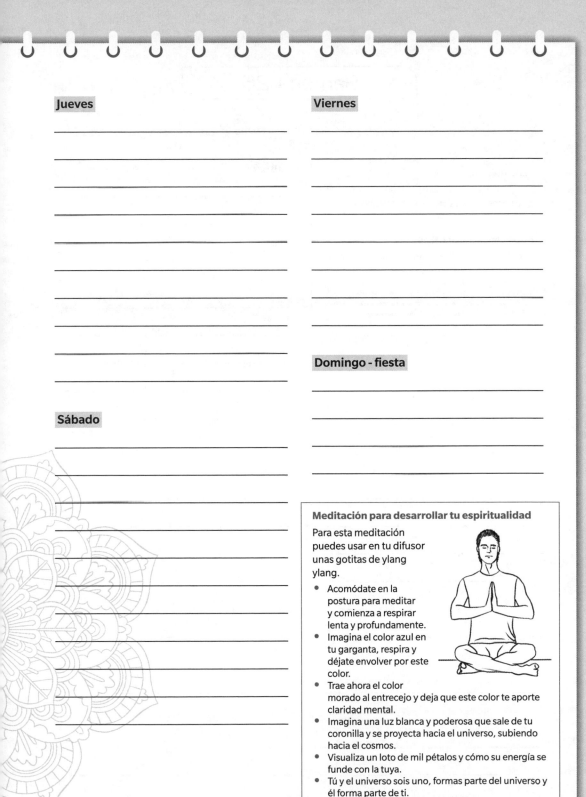

- Acomódate en la postura para meditar y comienza a respirar lenta y profundamente.
- Imagina el color azul en tu garganta, respira y déjate envolver por este color.
- Trae ahora el color morado al entrecejo y deja que este color te aporte claridad mental.
- Imagina una luz blanca y poderosa que sale de tu coronilla y se proyecta hacia el universo, subiendo hacia el cosmos.
- Visualiza un loto de mil pétalos y cómo su energía se funde con la tuya.
- Tú y el universo sois uno, formas parte del universo y él forma parte de ti.

Semana 26

MES → _____ DÍA → _____ RETO DE LA SEMANA → la música y el aroma, las esencias de la vida

Lista musical

Elige un mantra para cada día, en función de lo que necesites para cada día de la semana.

Recomendación musical

ARTISTA	TRACKS	MANTRA y SIGNIFICADO
Shantala	Purnamadah - Mantra de la sabiduría	
Deva Premal	Gayatri Mantra - Mantra que genera sensación de plenitud	
Ajeet Kaur	Sat Narayan Wahe Guru - Mantra para nuestra alegría interior	
Paramjeet Singh & Kaur	Sat Nam Wahe Guru - Mantra para sentirse bien y buscar la felicidad	
Snatam Kaur	Gobinday Mukande - Mantra de agradecimiento	

Lunes

_____
_____
_____
_____
_____
_____
_____
_____
_____
_____

Martes

_____
_____
_____
_____
_____
_____
_____
_____
_____
_____
_____
_____

Miércoles

_____
_____
_____
_____
_____
_____
_____
_____
_____
_____
_____
_____

Jueves

_____
_____
_____
_____
_____
_____
_____
_____
_____

Viernes

_____
_____
_____
_____
_____
_____
_____
_____
_____

Sábado

_____
_____
_____
_____
_____
_____
_____
_____
_____
_____

Domingo - fiesta

_____
_____
_____
_____

Crea conexión interior

Esencia de incienso

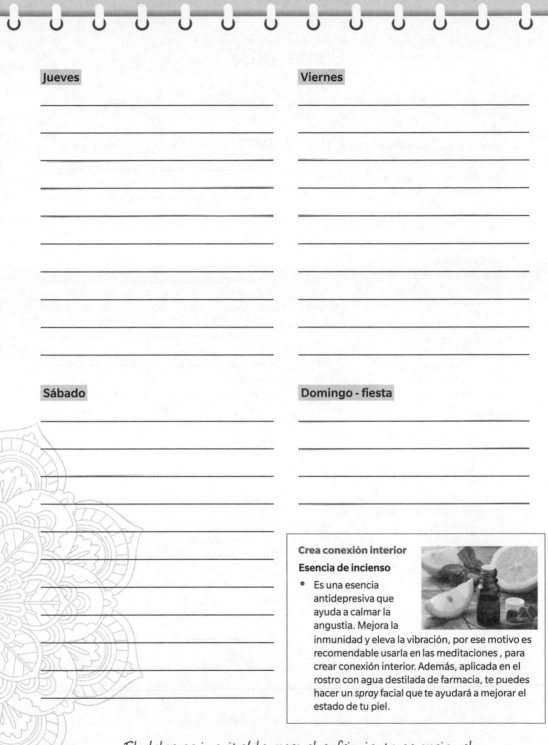

- Es una esencia antidepresiva que ayuda a calmar la angustia. Mejora la inmunidad y eleva la vibración, por ese motivo es recomendable usarla en las meditaciones , para crear conexión interior. Además, aplicada en el rostro con agua destilada de farmacia, te puedes hacer un _spray_ facial que te ayudará a mejorar el estado de tu piel.

El dolor es inevitable, pero el sufrimiento es opcional.

—Buda

MES → _____   DÍA → _____   RETO DE LA SEMANA → _____ alarga y crea espacio

Postura avanzada para aliviar la ansiedad

Natarajasana es una postura que desde la práctica de yoga puede ayudarnos a aliviar y a mejorar en casos de ansiedad.

Esta asana la realizaremos como asana cumbre, es decir, al finalizar la clase, antes de la meditación y relajación final.

- Alarga el psoas.
- Estira el cuello.
- Concentración.
- Ritmo pausado en la respiración.
- Requiere aplomo en los pies y fuerza en las piernas.
- Estira y crea espacio en la zona delantera del cuello, etc.

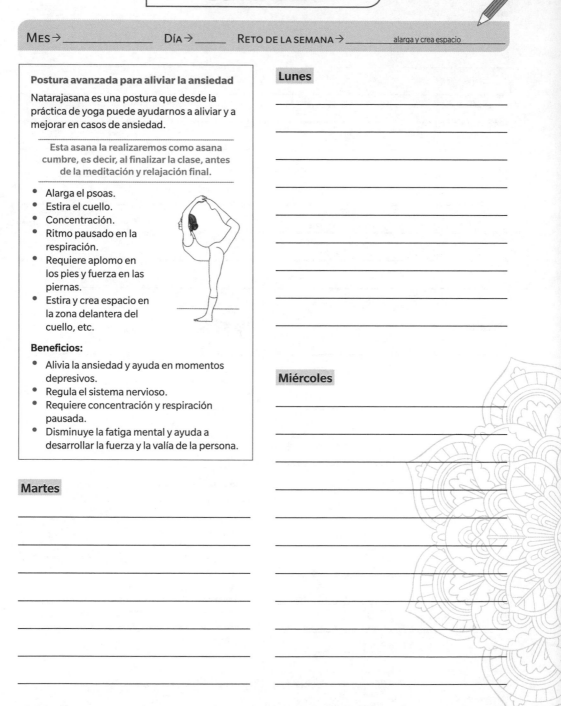

Beneficios:

- Alivia la ansiedad y ayuda en momentos depresivos.
- Regula el sistema nervioso.
- Requiere concentración y respiración pausada.
- Disminuye la fatiga mental y ayuda a desarrollar la fuerza y la valía de la persona.

Lunes

_____
_____
_____
_____
_____
_____
_____
_____
_____
_____

Miércoles

_____
_____
_____
_____
_____
_____
_____
_____

Martes

_____
_____
_____
_____
_____
_____
_____

Jueves

_____
_____
_____
_____
_____
_____
_____
_____
_____
_____

Viernes

_____
_____
_____
_____
_____
_____
_____
_____
_____

Sábado

_____
_____
_____
_____
_____
_____
_____
_____
_____
_____

Domingo - fiesta

_____
_____
_____
_____

Los bostezos son una buena manera de soltar el estrés durante el día

- Bostezar ayuda a inhalar y exhalar el doble de aire que una respiración normal.
- Trae oxígeno el cerebro, facilitando la concentración y contrae la musculatura del rostro.

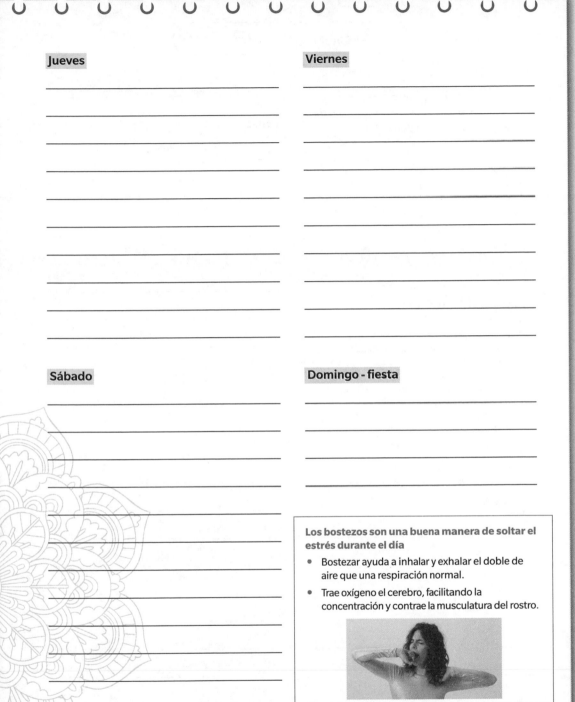

Decreta toda la semana al iniciar y finalizar tu día.
—Atraigo todo lo positivo hacia mí—

Semana 28

El nervio vago: la conexión de los tres órganos

Funciones del nervio vago

- Gestiona la información.
- Controla y coordina la profundidad respiratoria, es decir, que necesitamos que el tono del nervio vago se mantenga en condiciones óptimas para abrir las vías respiratorias. Muy importante, por tanto, en situaciones de estrés y ansiedad.
- Controla la función intestinal y la activación o desactivación de las enzimas digestivas, así como la inflamación intestinal.
- Controla el sistema inmune, por su recorrido a través de la timo.

Lunes

_____
_____
_____
_____
_____
_____
_____
_____
_____
_____

Miércoles

_____
_____
_____
_____
_____
_____
_____
_____
_____
_____

Martes

_____
_____
_____
_____
_____
_____
_____
_____
_____

Jueves

_____
_____
_____
_____
_____
_____
_____
_____

Viernes

_____
_____
_____
_____
_____
_____
_____
_____

Sábado

_____
_____
_____
_____
_____
_____
_____
_____

Domingo - fiesta

_____
_____
_____
_____
_____
_____
_____
_____

Yoga es la detención de los procesos mentales.
—Sutra 1.2 Patanjali

Mes → _____ Día → _____ Reto de la semana → _____ la mejor medicina es la prevención _____

Gases

Denota desequilibrio en la flora intestinal, creando molestia y fatiga.

- Si tus gases huelen mal: digieres mal las proteínas.
- Si tus gases no huelen: mala digestión de hidratos.

Cuando esto te ocurra, masajea tu abdomen con esencia de hinojo y añade unas gotitas de esencia al agua caliente.

Y realiza esta secuencia tumbándote en la cama.

Garganta -Vishuda chakra-

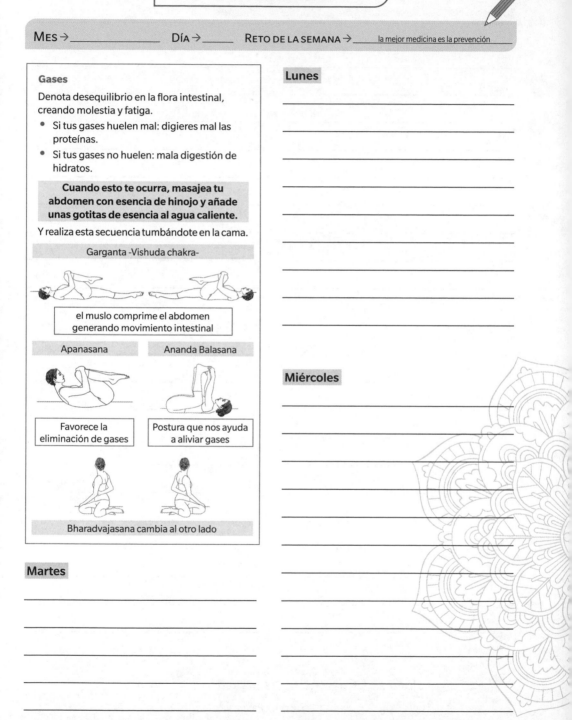

el muslo comprime el abdomen generando movimiento intestinal

Apanasana

Ananda Balasana

Favorece la eliminación de gases

Postura que nos ayuda a aliviar gases

Bharadvajasana cambia al otro lado

Lunes

Miércoles

Martes

Jueves

_____
_____
_____
_____
_____
_____
_____
_____
_____

Sábado

_____
_____
_____
_____
_____
_____
_____
_____
_____

Viernes

_____
_____
_____
_____
_____
_____

Domingo - fiesta

_____
_____
_____
_____
_____

Si tus digestiones son lentas y te sientes fatigado al terminar de comer:

- Prueba a difundir la esencia de romero y limón.
- Esta esencia nos aporta energía, claridad mental, favorece la memoria y ayuda en casos de depresión.

Vivir positivamente y ser positivo requiere de un poder espiritual muy poderoso que se llama amor. El amor es un flujo constante de ese poder infinito. El amor representa a Dios. El amor te representa a ti. El amor representa un flujo constante.

—Yogui Bhajan

MES → _____ DÍA → _____ RETO DE LA SEMANA → __traer luz a tu cuerpo y claridad a tu mente__

Si padeces bruxismo

La rabia, la agresividad y la tensión generan bruxismo.

Antes de dormir dedica unos minutos a soltar las tensiones que has sentido a lo largo del día

- Colócate en posición de meditación.
- Realiza unos minutos de respiración que vaya siendo cada vez más profunda.
- Trae a tu mente las situaciones que hayan creado tensión física y mental y ve con cada respiración visualizando cómo todas estas situaciones se diluyen como si fuesen tinta en el agua, se diluyen.

Lunes

_____
_____
_____
_____
_____
_____
_____
_____
_____

Martes

_____
_____
_____
_____
_____
_____
_____
_____
_____
_____
_____

Miércoles

_____
_____
_____
_____
_____
_____
_____
_____
_____
_____
_____

Jueves

_____
_____
_____
_____
_____
_____
_____
_____
_____

Viernes

_____
_____
_____
_____
_____
_____

Domingo - fiesta

_____
_____
_____

Sábado

_____
_____
_____
_____
_____
_____
_____
_____
_____
_____
_____

Practica esta secuencia para traer luz a cuerpo y mente

- Realiza unas vueltas del saludo al sol para calentar las articulaciones.

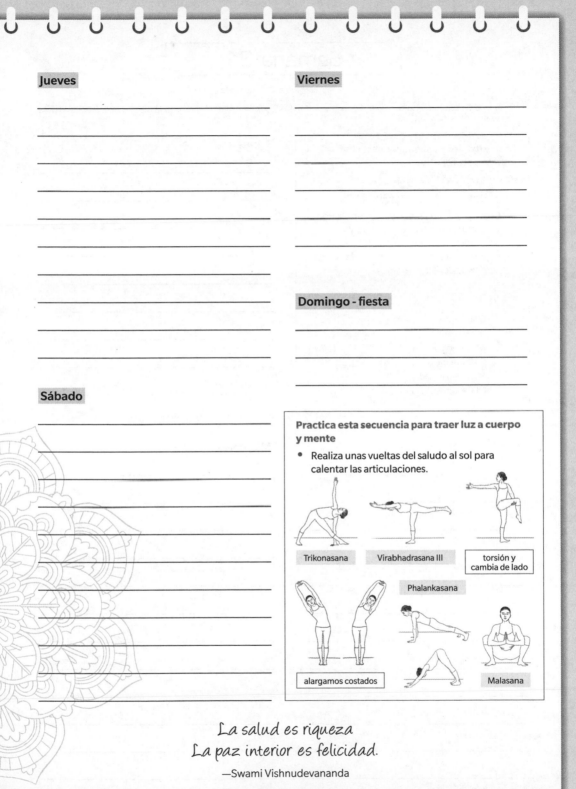

Trikonasana · Virabhadrasana III · torsión y cambia de lado · Phalankasana · alargamos costados · Malasana

La salud es riqueza
La paz interior es felicidad.
—Swami Vishnudevananda

Semana 31

Ante situaciones negativas escucha y canta este mantra

ARTISTA	TRACKS	▼ ▲
Joan Condal	OM MANI PADME HUM	

- Cuando quieras limpiar y crear un escudo protector ante situaciones negativas, protegerte de las enfermedades, cada sílaba de este mantra purifica los aspectos negativos del ser.

OM Orgullo.
MA Envidia.
NI Deseo pasional.
PAD Prejuicio.
ME Posesividad.
HUM Agresividad / Odio.

Lunes

_____
_____
_____
_____
_____
_____
_____
_____
_____
_____

Martes

_____
_____
_____
_____
_____
_____
_____
_____
_____
_____
_____
_____

Miércoles

_____
_____
_____
_____
_____
_____
_____
_____
_____
_____
_____
_____

Jueves

_____

_____

_____

_____

_____

_____

_____

_____

_____

Viernes

_____

_____

_____

_____

Domingo - fiesta

_____

_____

_____

Sábado

_____

_____

_____

_____

_____

_____

_____

_____

_____

_____

_____

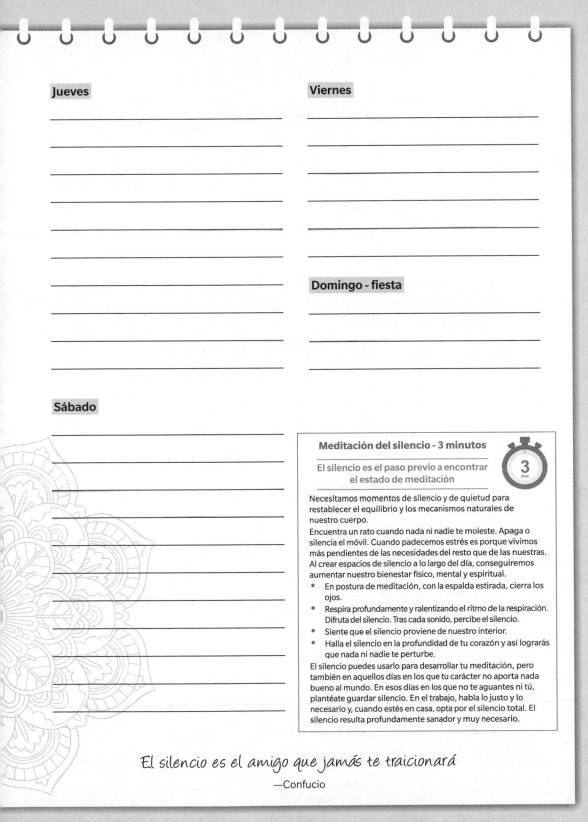

Meditación del silencio - 3 minutos

El silencio es el paso previo a encontrar el estado de meditación

3 min

Necesitamos momentos de silencio y de quietud para restablecer el equilibrio y los mecanismos naturales de nuestro cuerpo.

Encuentra un rato cuando nada ni nadie te moleste. Apaga o silencia el móvil. Cuando padecemos estrés es porque vivimos más pendientes de las necesidades del resto que de las nuestras. Al crear espacios de silencio a lo largo del día, conseguiremos aumentar nuestro bienestar físico, mental y espiritual.

- En postura de meditación, con la espalda estirada, cierra los ojos.
- Respira profundamente y ralentizando el ritmo de la respiración. Disfruta del silencio. Tras cada sonido, percibe el silencio.
- Siente que el silencio proviene de nuestro interior.
- Halla el silencio en la profundidad de tu corazón y así lograrás que nada ni nadie te perturbe.

El silencio puedes usarlo para desarrollar tu meditación, pero también en aquellos días en los que tu carácter no aporta nada bueno al mundo. En esos días en los que no te aguantes ni tú, plantéate guardar silencio. En el trabajo, habla lo justo y lo necesario y, cuando estés en casa, opta por el silencio total. El silencio resulta profundamente sanador y muy necesario.

El silencio es el amigo que jamás te traicionará

—Confucio

MES → _____ DÍA → _____ RETO DE LA SEMANA → _____ *siempre gracias*

Garuda Mudra

**3 veces al día durante 40 días
para controlar tu estado de ánimo
y mejorar tu humor.**

- Entrelaza los pulgares dejando la mano derecha por delante de la izquierda. Coloca los dedos extendidos y relajados. Con cada inhalación visualiza las alas de Garuda (Semidiós águila) y al exhalar visualiza la libertad que sienten los pájaros.

- Los pulgares representan el elemento fuego, y el resto de los dedos representan la libertad.

- Cuando te cambie el humor.

Lunes

Martes

Miércoles

Jueves

_____
_____
_____
_____
_____
_____
_____
_____

Viernes

_____
_____
_____
_____
_____
_____
_____

Sábado

_____
_____
_____
_____
_____
_____
_____

Domingo - fiesta

_____
_____
_____
_____

Cada vez que te enfades y pierdas la paciencia por algo o alguien, prueba esto

• Respira profundo y trae a tu mente tres aspectos por lo que estés agradecida en este momento del presente.

_____
Por ejemplo, respirar, por el sol, sonreír, etc.

Este hábito conseguirá que te centres en el agradecimiento y no en la queja.

Si cambias tus hábitos, cambias tu vida.

Semana 33

Bruma relajante para llevar en el bolso

ESENCIA DE LAVANDA «la esencia más versátil»

- Bote de vidrio tipo *spray*
- Agua destilada de farmacia
- 20 gotas de esencia de lavanda

Ayuda en casos de nerviosismo, estrés, ansiedad e insomnio. Calma los músculos y afloja las emociones intensas. Favorece a la piel quemada, heridas, acné y hematomas.

Lunes

_____
_____
_____
_____
_____
_____
_____
_____
_____
_____

Miércoles

_____
_____
_____
_____
_____
_____
_____
_____
_____
_____

Martes

_____
_____
_____
_____
_____
_____
_____
_____
_____

Jueves

_____
_____
_____
_____
_____
_____
_____
_____

Sábado

_____
_____
_____
_____
_____
_____
_____
_____
_____

Viernes

_____
_____
_____
_____
_____
_____
_____

Domingo - fiesta

_____
_____
_____

Mantra SA RE SA SA

- Conecta con tu sabiduría y con el concepto del tiempo.

pasado-presente-futuro

- Sentada, respira profundo

Mi versión preferida Nirinjan Kaur - 11 minutos

Permanece calmado, sereno, siempre al mando de ti mismo, encontrarás entonces qué sencillo es llevarse bien.

—Paramahansa yogananda

Mes → _____ Día → _____ Reto de la semana → _____ mejoro mi fuerza de voluntad _____

Conexión cerebro-intestino

El estrés somatiza en el cuerpo y este puede ser el motivo por el que te duela el estómago o por el que continuamente tienes diarreas.

Secuencia

Ardha Matyendrasana
Tonifica el abdomen
y psoas

Paschimottanasana
estimula 2.º chakra
Swadhishthana

Estiramos el psoas
y activamos Manipura chakra

Cambia de pierna

Liberamos el psoas

Lunes

_____
_____
_____
_____
_____
_____
_____
_____
_____
_____

Miércoles

_____
_____
_____
_____
_____
_____
_____
_____
_____

Martes

_____
_____
_____
_____
_____
_____

Jueves

_____
_____
_____
_____
_____
_____
_____
_____
_____

Viernes

_____
_____
_____
_____
_____
_____
_____
_____
_____

Sábado

_____
_____
_____
_____
_____
_____
_____
_____
_____

Domingo - fiesta

_____
_____
_____
_____

Desarrolla una mente abierta

Cada vez que tengas pensamientos negativos
o sientas miedo ante situaciones desconocidas
para ti, dí «Yo puedo».

- Puedes hacerlo a modo de meditación y conectar
con este propósito durante unos mInutos.

- Coloca en post-its en la puerta de tu casa y cada vez
que salgas de casa lee este mensaje tres veces.

- Imagina que eres una hormiga que puede
levantar 200 veces tu peso, «yo puedo con todo».

Hace falta muy poco para tener una vida feliz;
está todo dentro de ti, en tu forma de pensar.

—Marco Aurelio

Semana 35

La mejor medicina es la preventiva

Estas son las vitaminas que siempre has de tener a mano para favorecer tu bienestar:

- **Vitamina C:** piel/ sistema inmune/ antioxidante
- **Vitamina D:** «la vitamina del sol» huesos e inmunidad
- **Vitamina B:** uñas, pelo, piel
- **Vitamina K:** coagulación de la sangre
- **Zinc:** sistema nervioso

Lunes

_____
_____
_____
_____
_____
_____
_____
_____
_____

Martes

_____
_____
_____
_____
_____
_____
_____
_____
_____
_____
_____

Miércoles

_____
_____
_____
_____
_____
_____
_____
_____
_____
_____
_____

Jueves

_____
_____
_____
_____
_____
_____
_____
_____
_____
_____

Viernes

_____
_____
_____
_____
_____
_____
_____
_____
_____
_____

Sábado

_____
_____
_____
_____
_____
_____
_____
_____
_____
_____

Domingo - fiesta

_____
_____
_____
_____
_____
_____
_____
_____
_____
_____

*La medicina moderna aún no ha conseguido un medicamento
tan eficaz, como lo son las palabras bondadosas.*

—Freud

Semana 36

Lengua

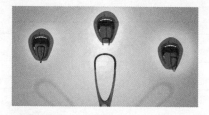

La limpieza de la lengua

La lengua participa de manera activa en la digestión de los alimentos. Esta técnica de yoga proviene del ayurveda, y consiste en limpiar la lengua de toxinas que se alojan en nuestra lengua cada noche y que debemos retirar antes de ingerir líquido o cualquier alimento por la mañana al despertar.

- Podemos limpiarnos con un raspalenguas de acero, que, además de una limpieza muy recomendable, ayuda a activar diferentes puntos de acupresión en la lengua.

- Con una cuchara grande de metal de las que tenemos todos en casa.

Puedes colocar la cuchara en el vaso donde colocas tu cepillo de dientes, y por las mañanas puedes usar la cuchara o el raspalenguas y retirar la capa blanquecina. Son toxinas que se generan durante la noche. Si no limpiamos la lengua, entonces al desayunar, esas toxinas que nuestra digestión ha intentado eliminar vuelven al organismo. No es suficiente ni con los cepillos de dientes que tienen limpialenguas, ni enjuagando con agua. La mejor manera de limpiar las toxinas es con uno de estos utensilios, que ha de ser lavado tras su uso, y será de uso individual.

Lunes

Martes

Miércoles

Jueves

_____
_____
_____
_____
_____
_____
_____
_____
_____

Viernes

_____
_____
_____
_____
_____
_____
_____
_____
_____

Sábado

_____
_____
_____
_____
_____
_____
_____
_____
_____
_____

Domingo - fiesta

_____
_____
_____
_____

Desentumece los hombros

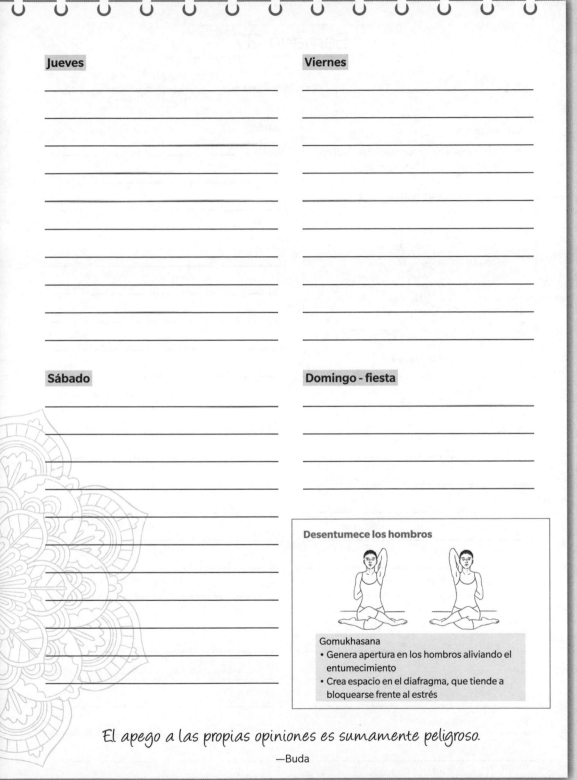

Gomukhasana
- Genera apertura en los hombros aliviando el entumecimiento
- Crea espacio en el diafragma, que tiende a bloquearse frente al estrés

El apego a las propias opiniones es sumamente peligroso.

—Buda

Semana 37

Anjanejasana

- «Postura de la luna creciente» que tonifica y revitaliza los riñones e hígado.

x10 respiraciones por lado

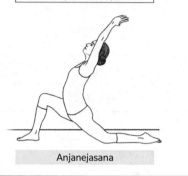

Anjanejasana

Lunes

_____
_____
_____
_____
_____
_____
_____
_____
_____

Martes

_____
_____
_____
_____
_____
_____
_____
_____
_____
_____
_____
_____

Miércoles

_____
_____
_____
_____
_____
_____
_____
_____
_____
_____
_____
_____

Jueves

_____
_____
_____
_____
_____
_____
_____
_____
_____

Viernes

_____
_____
_____
_____
_____
_____
_____
_____

Sábado

_____
_____
_____
_____
_____
_____
_____
_____
_____

Domingo - fiesta

_____
_____
_____
_____
_____

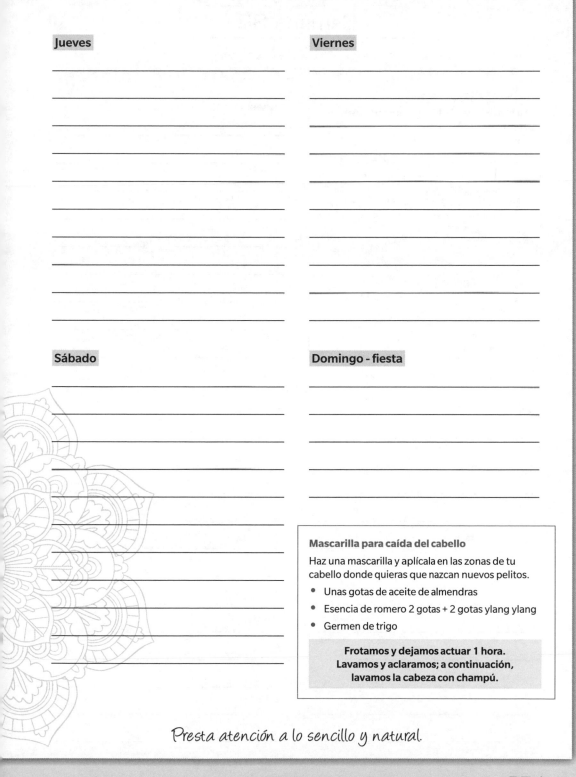

Mascarilla para caída del cabello

Haz una mascarilla y aplícala en las zonas de tu cabello donde quieras que nazcan nuevos pelitos.

- Unas gotas de aceite de almendras
- Esencia de romero 2 gotas + 2 gotas ylang ylang
- Germen de trigo

Frotamos y dejamos actuar 1 hora. Lavamos y aclaramos; a continuación, lavamos la cabeza con champú.

Presta atención a lo sencillo y natural.

Semana 38

En la fábula de Esopo, la liebre y la tortuga se retan en una carrera

La liebre se despista y se duerme,
mientras la tortuga, aunque lenta,
gana la carrera, porque está concentrada
y tiene la capacidad de mirar hacia dentro,
enfocarse y tiene confianza en sí misma.

Lunes

_____
_____
_____
_____
_____
_____
_____
_____
_____

Martes

_____
_____
_____
_____
_____
_____
_____
_____
_____
_____
_____

Miércoles

_____
_____
_____
_____
_____
_____
_____
_____
_____
_____
_____

Jueves

_____
_____
_____
_____
_____
_____
_____
_____
_____

Sábado

_____
_____
_____
_____
_____
_____
_____
_____
_____
_____

Viernes

_____
_____
_____
_____
_____
_____
_____
_____

Domingo - fiesta

_____
_____
_____
_____
_____

La introspección es la capacidad de mirar hacia dentro

Beneficios

- Afloja el cuello, la cabeza y los hombros.
- Estimula la memoria aumentando el flujo de sangre al cerebro.
- Mejora el insomnio.
- Ayuda para los problemas de espalda.

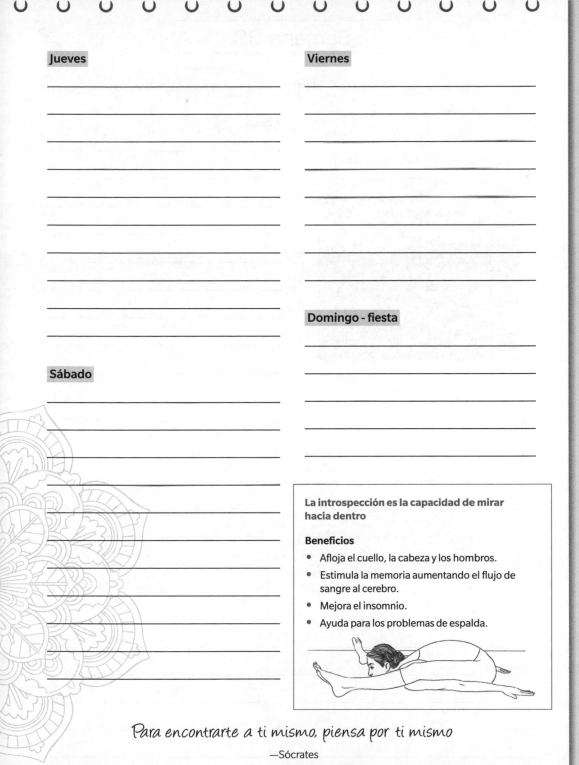

Para encontrarte a ti mismo, piensa por ti mismo

—Sócrates

Semana 39

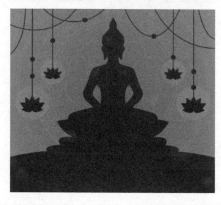

Controla tus pensamientos

—El *Dhammapada*, de Gautama el buda

Lunes

_____
_____
_____
_____
_____
_____
_____
_____
_____

Martes

_____
_____
_____
_____
_____
_____
_____
_____
_____
_____
_____
_____

Miércoles

_____
_____
_____
_____
_____
_____
_____
_____
_____
_____
_____
_____

Jueves

_____
_____
_____
_____
_____
_____
_____
_____
_____
_____

Viernes

_____
_____
_____
_____
_____
_____
_____
_____
_____
_____

Sábado

_____
_____
_____
_____
_____
_____
_____
_____
_____
_____

Domingo - fiesta

_____
_____
_____
_____

Té matcha con menta bebida japonesa

- La L teanina que contiene el té verde genera en el organismo calma y mejora la atención y el ánimo.

Lo puedes tomar con hielo o agua caliente

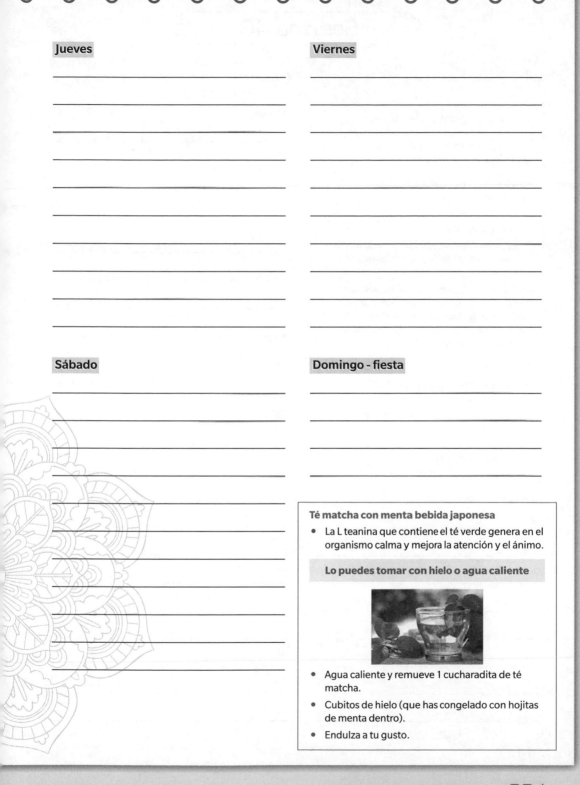

- Agua caliente y remueve 1 cucharadita de té matcha.
- Cubitos de hielo (que has congelado con hojitas de menta dentro).
- Endulza a tu gusto.

Semana 40

Si necesitas energía, ayúdate de la respiración para sentir el prana o energía en tu interior, evitando así los estimulantes artificiales como el café

Respiración Ujjayi; inhala y exhala por la nariz

- La inhalación es expansiva, abre espacio en nuestro cuerpo.
- La exhalación nos ayuda a generar fuerza, calor y activación cuando las asanas son intensas.

Al realizar este pranayama has de buscar que la glotis emita un sonido parecido al de las olas del mar al inhalar y exhalar. Al cerrar la glotis, generamos más calor, aumentando la temperatura interna.

Beneficios

- Aumenta la energía y el calor.
- Mejora la concentración, fortalece los pulmones incrementando la capacidad respiratoria.
- Fortalece los abdominales si se combina con asanas de yoga.

Lunes

_____
_____
_____
_____
_____
_____
_____
_____

Miércoles

_____
_____
_____
_____
_____
_____
_____
_____

Martes

_____
_____
_____
_____
_____
_____
_____
_____

Jueves

_____

_____

_____

_____

_____

_____

_____

Viernes

_____

_____

_____

_____

_____

Domingo - fiesta

_____

_____

_____

Sábado

_____

_____

_____

_____

_____

_____

_____

_____

_____

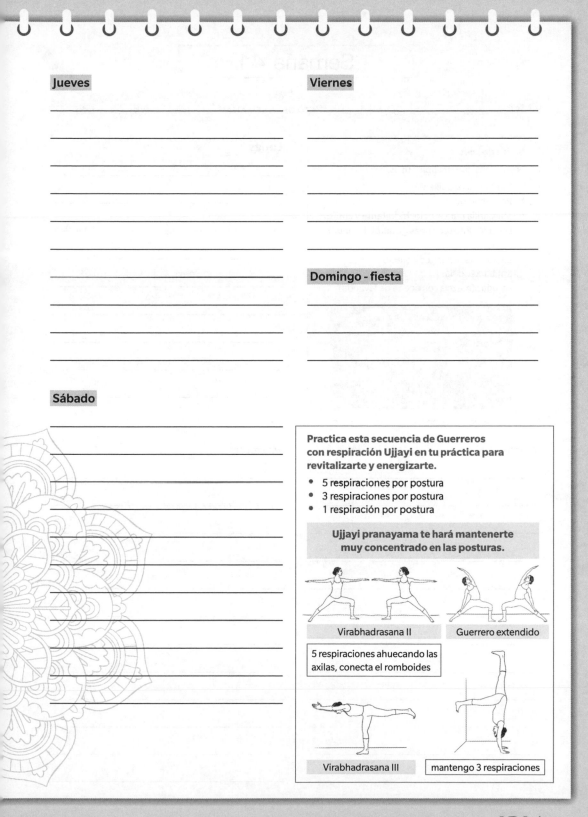

Practica esta secuencia de Guerreros con respiración Ujjayi en tu práctica para revitalizarte y energizarte.

- 5 respiraciones por postura
- 3 respiraciones por postura
- 1 respiración por postura

Ujjayi pranayama te hará mantenerte muy concentrado en las posturas.

Virabhadrasana II

Guerrero extendido

5 respiraciones ahuecando las axilas, conecta el romboides

Virabhadrasana III

mantengo 3 respiraciones

Semana 41

Aceite de coco

Es un aceite con múltiples usos.

- Como desmaquillante.
- Post afeitado.
- Mascarilla para el pelo, hidratante y antifriz.
- Desodorante (con unas gotas de lavanda).
- Estrías.
- Lubricante sexual, con efecto antibactericida.
- Arrugas (mezcla con aceite de lavanda).

Lunes

Martes

Miércoles

Jueves

_____
_____
_____
_____
_____
_____
_____
_____
_____

Sábado

_____
_____
_____
_____
_____
_____
_____
_____
_____

Viernes

_____
_____
_____
_____
_____

Domingo - fiesta

_____
_____
_____

Cuida tus ojos

Seguramente pases muchas horas mirando el móvil, ordenador o televisión. La luz azul daña mucho los ojos.

- Parpadea durante y después de usar cualquier dispositivo de luz azul para fomentar la lágrima en los ojos.
- Si tienes el ojo seco, lleva siempre algún colirio que hidrate los ojos y que tenga una composición natural.
- Haz yoga implicando el movimiento de los ojos.

Jathara Parivrttasana
Esta torsión promueve el equilibrio mental y físico

Cuando hayas girado y alargado tu columna, mueve tus ojos hacia el extremo que has girado.

Una vez realizado el giro, parpadea lentamente 5 veces para lubricar tus ojos.

Semana 42

Concentra tu mente en «Yo soy» y medita con ello

- Coordina la respiración

> **Yo - Inhala**
> **Soy - Exhala**

- Sumérgete en el silencio poco a poco

«Todo lo que buscas está dentro de ti»

Lunes

_____
_____
_____
_____
_____
_____
_____
_____
_____
_____

Martes

_____
_____
_____
_____
_____
_____
_____
_____
_____
_____
_____

Miércoles

_____
_____
_____
_____
_____
_____
_____
_____
_____
_____
_____

Jueves

_____
_____
_____
_____
_____
_____
_____
_____
_____

Viernes

_____
_____
_____
_____
_____
_____
_____
_____
_____
_____

Sábado

_____
_____
_____
_____
_____
_____
_____
_____
_____

Domingo - fiesta

_____
_____
_____

Manipura chakra

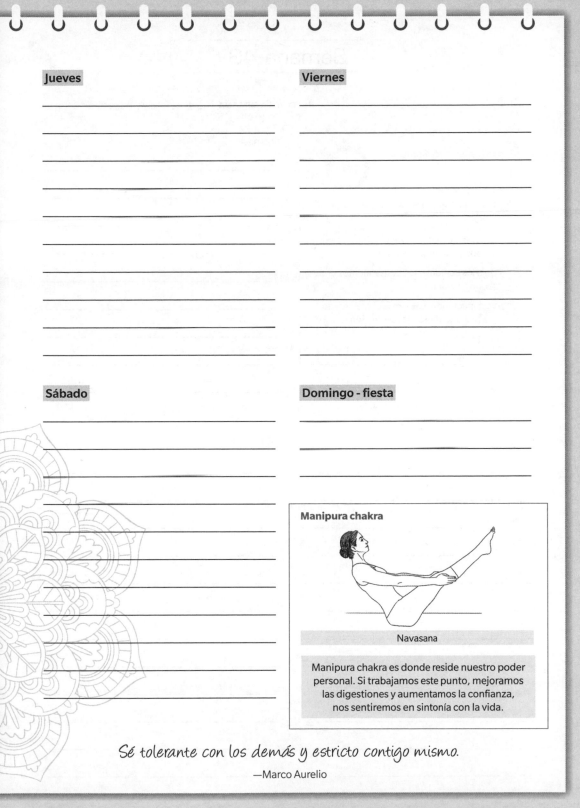

Navasana

Manipura chakra es donde reside nuestro poder personal. Si trabajamos este punto, mejoramos las digestiones y aumentamos la confianza, nos sentiremos en sintonía con la vida.

Sé tolerante con los demás y estricto contigo mismo.

—Marco Aurelio

Semana 43

Atención plena - 5 minutos

- Trae la atención a la respiración por un minuto.
- Respira moviendo el vientre, inhala por la nariz y exhala por la nariz.
- Deja los sonidos y los pensamientos en segundo plano.
- Ve conectando más y más con el sonido y la profundidad de la respiración.

Lunes

_____
_____
_____
_____
_____
_____
_____
_____
_____

Martes

_____
_____
_____
_____
_____
_____
_____
_____
_____
_____
_____
_____

Miércoles

_____
_____
_____
_____
_____
_____
_____
_____
_____
_____
_____

Jueves

_____
_____
_____
_____
_____
_____
_____
_____
_____

Viernes

_____
_____
_____
_____
_____
_____
_____
_____
_____

Sábado

_____
_____
_____
_____
_____
_____
_____
_____
_____

Domingo - fiesta

_____
_____
_____
_____
_____
_____
_____
_____
_____

*La paz mental se obtiene cultivando la amistad con los que son felices,
la compasión con los que sufren, la alegría con los virtuosos
y la indiferencia con los malvados.*

—Sutra 1.33

Semana 44

Si te apetece refrescarte

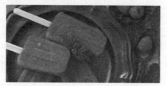

- El kéfir es un fermentado probiótico lácteo que ayuda a tu salud intestinal y a potenciar tu inmunidad. Lo puedes comprar de vaca o de cabra y se le puede añadir antioxidantes naturales, «frutos rojos», y te ayudan a frenar el daño oxidativo de los radicales libres
- Tritura los frutos rojos (arándanos, frambuesas y fresas)
- Mezcla 100 g de kéfir con yogur griego
- Endulza a tu gusto y congela en moldes

Lunes

Martes

Miércoles

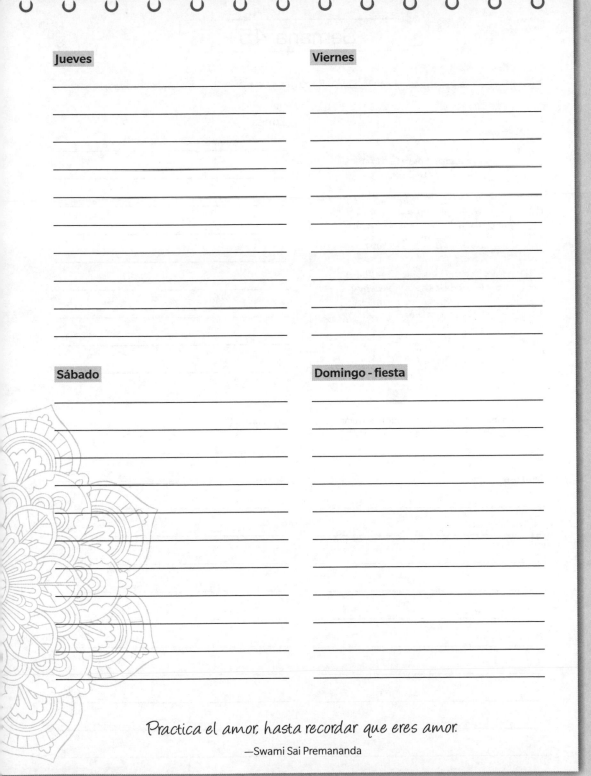

Jueves

Viernes

Sábado

Domingo - fiesta

Practica el amor, hasta recordar que eres amor.

—Swami Sai Premananda

MES → _____ DÍA → _____ RETO DE LA SEMANA → _____ músculos saludables mente elevada _____

ANANDA

Es el estado de pura felicidad, amor y belleza.

Se experimenta cuando sientes culminación máxima a nivel espiritual.

Surge cuando la persona se libera del Ego y de los deseos viviendo en unión consigo, con el mundo y con Dios.

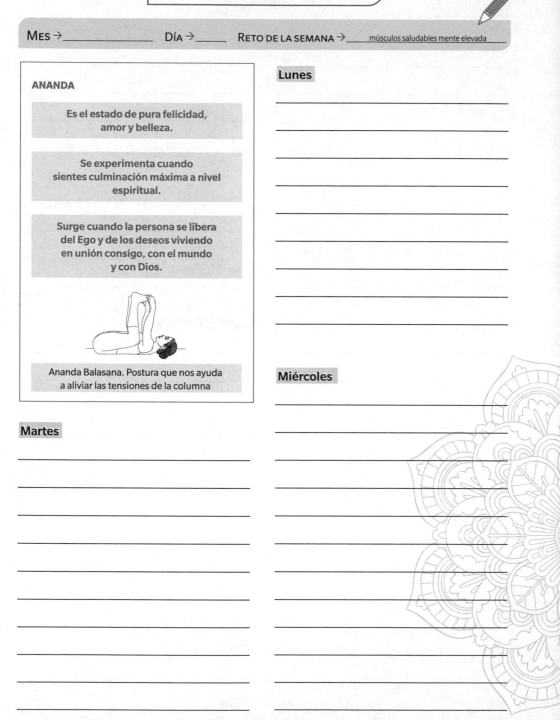

Ananda Balasana. Postura que nos ayuda a aliviar las tensiones de la columna

Lunes

_____
_____
_____
_____
_____
_____
_____
_____
_____
_____

Miércoles

_____
_____
_____
_____
_____
_____
_____
_____
_____
_____

Martes

_____
_____
_____
_____
_____
_____
_____
_____
_____
_____

Jueves

_____
_____
_____
_____
_____
_____
_____
_____

Sábado

_____
_____
_____
_____
_____
_____

Viernes

_____
_____
_____
_____
_____
_____
_____

Domingo - fiesta

_____
_____
_____
_____

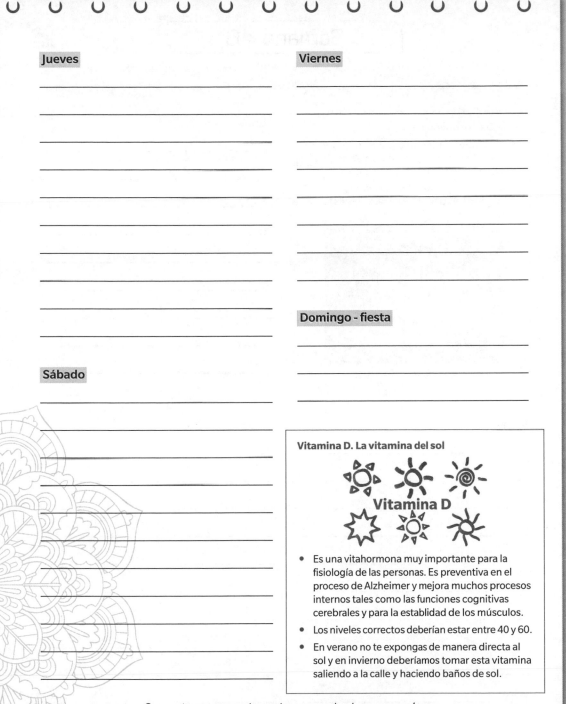

Vitamina D. La vitamina del sol

Vitamina D

- Es una vitahormona muy importante para la fisiología de las personas. Es preventiva en el proceso de Alzheimer y mejora muchos procesos internos tales como las funciones cognitivas cerebrales y para la estabilidad de los músculos.
- Los niveles correctos deberían estar entre 40 y 60.
- En verano no te expongas de manera directa al sol y en invierno deberíamos tomar esta vitamina saliendo a la calle y haciendo baños de sol.

Que el eterno sol te ilumine, la luz te rodee
y la luz pura e interior guíe tu camino.

—Namasté

Semana 46

Practica Ho'oponopono

- Descubre la armonía conectando con tu paz interior repitiendo estas palabras que nos ayudan a limpiar memorias pasadas.
- Respira profundo y abre tu corazón, conseguirás que tu conciencia despierte.

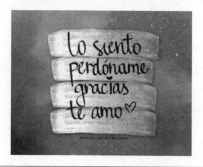

Lunes

_____
_____
_____
_____
_____
_____
_____
_____
_____
_____

Martes

_____
_____
_____
_____
_____
_____
_____
_____
_____
_____
_____
_____

Miércoles

_____
_____
_____
_____
_____
_____
_____
_____
_____
_____
_____

Jueves

_____
_____
_____
_____
_____
_____
_____
_____
_____

Viernes

_____
_____
_____
_____
_____
_____
_____
_____
_____

Sábado

_____
_____
_____
_____
_____
_____
_____
_____
_____

Domingo - fiesta

_____
_____
_____
_____
_____
_____
_____
_____
_____

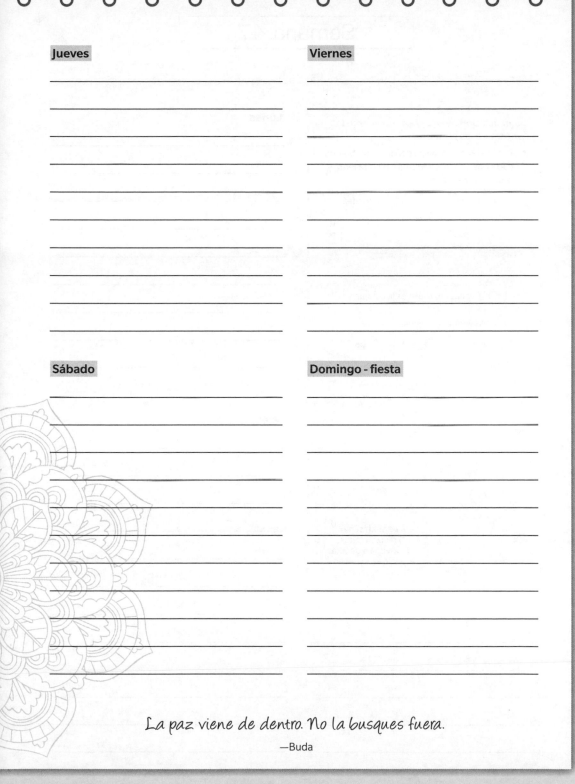

La paz viene de dentro. No la busques fuera.

—Buda

MES→ _____ DÍA→ _____ RETO DE LA SEMANA→ _____coordina respiracion y movimiento_____

La respiración ayuda a la mente como los estiramientos al cuerpo.

- Realiza esta secuencia de Yin yoga. Mantén cada postura dos minutos y respira lenta y profundamente.

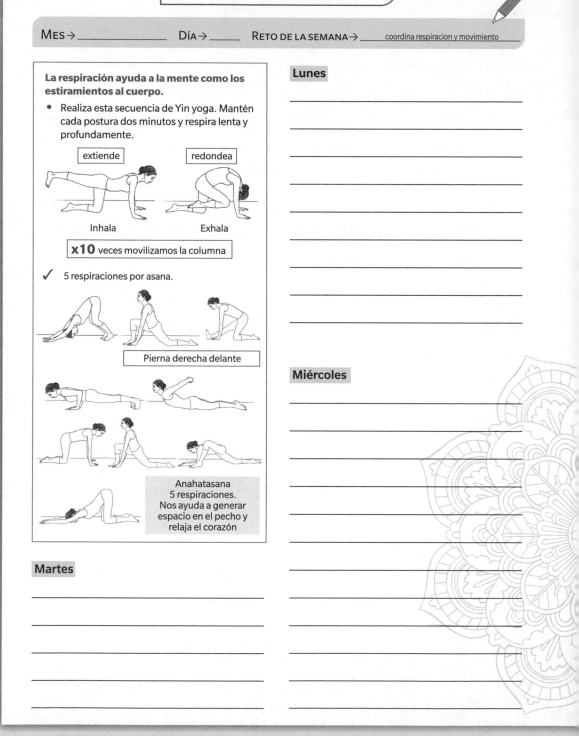

extiende   redondea

Inhala   Exhala

x10 veces movilizamos la columna

✓ 5 respiraciones por asana.

Pierna derecha delante

Anahatasana
5 respiraciones.
Nos ayuda a generar
espacio en el pecho y
relaja el corazón

Lunes

_____
_____
_____
_____
_____
_____
_____
_____
_____
_____

Miércoles

_____
_____
_____
_____
_____
_____
_____
_____
_____
_____

Martes

_____
_____
_____
_____
_____

Jueves

_____
_____
_____
_____
_____
_____
_____
_____
_____

Viernes

_____
_____
_____
_____
_____
_____
_____
_____
_____

Sábado

_____
_____
_____
_____
_____
_____
_____
_____

Domingo - fiesta

_____
_____
_____
_____
_____
_____

> Los yoguis consideramos que cuando
> respiramos por la nariz,
> el aire se vuelve más refinado y rico
> en energía, es prana.

La boca es para comer, la nariz para respirar.
—Iyengar

Semana 48

Esencia de Eucalipto Globulus y Radiata

- **Eucalipto Globulus.** Aroma profundo. Para todo lo que tiene que ver con vías respiratorias bajas; problemas de pulmón, asma, tos, bronquitis, etc.

- **Eucalipto Radiata.** Aroma suave y se puede usar con niños. Afecciones respiratorias, expectorante, antiinfeccioso vías respiratorias altas; rinitis, sinusitis, alergia, congestión y conjuntivitis.

Difusor y 5 gotas de esencia.

Método de inmersión

Aplicando unas gotas de esencia en las manos y olerlo varias veces.

Difusor Usb

Lunes

_____
_____
_____
_____
_____
_____
_____
_____
_____
_____

Miércoles

_____
_____
_____
_____
_____
_____
_____
_____
_____
_____

Martes

_____
_____
_____
_____
_____
_____
_____
_____

Jueves

_____
_____
_____
_____
_____
_____
_____
_____
_____

Sábado

_____
_____
_____
_____
_____
_____
_____
_____
_____
_____
_____

Viernes

_____
_____
_____
_____
_____
_____

Domingo - fiesta

_____
_____
_____
_____

Hakini Mudra

Este mudra regenera la energía de los pulmones ayudando en caso de asma y alergia. Este gesto conecta el hemisferio derecho del cerebro y el izquierdo.

Realízalo en tu meditación al menos 10 minutos.

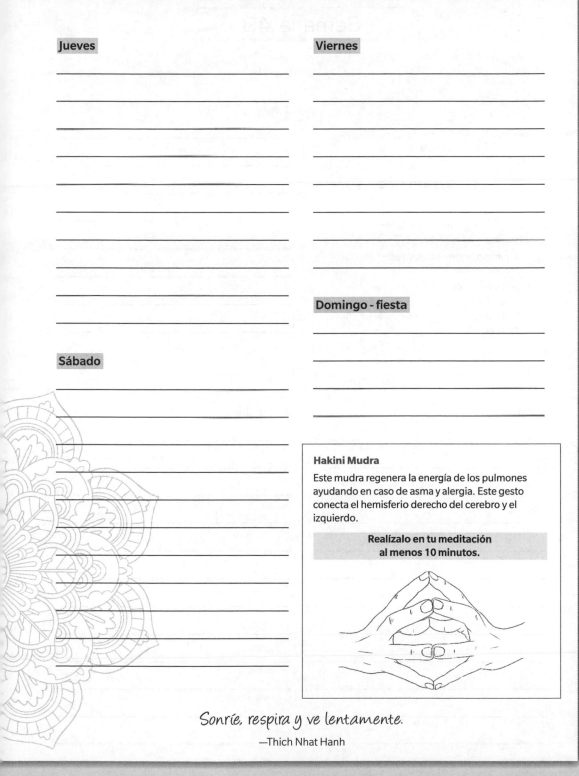

Sonríe, respira y ve lentamente.
—Thich Nhat Hanh

Mes → _____ Día → _____ Reto de la semana → _lubricar para mantenerse jóven y flexible_

**El agua conduce
las señales eléctricas en nuestro interior,
física y mentalmente**

Somos 99 % de agua.

Maneras inteligentes de mantenernos
hidratados:

- Agua con limón + pizca de sal+ zumo de
  limón.
- *Smoothie* verde.
- Beber de las verduras y frutas; lechuga,
  manzana, sandía, leche de coco, semillas
  de chía.

Lunes

_____
_____
_____
_____
_____
_____
_____
_____
_____

Martes

_____
_____
_____
_____
_____
_____
_____
_____
_____
_____
_____

Miércoles

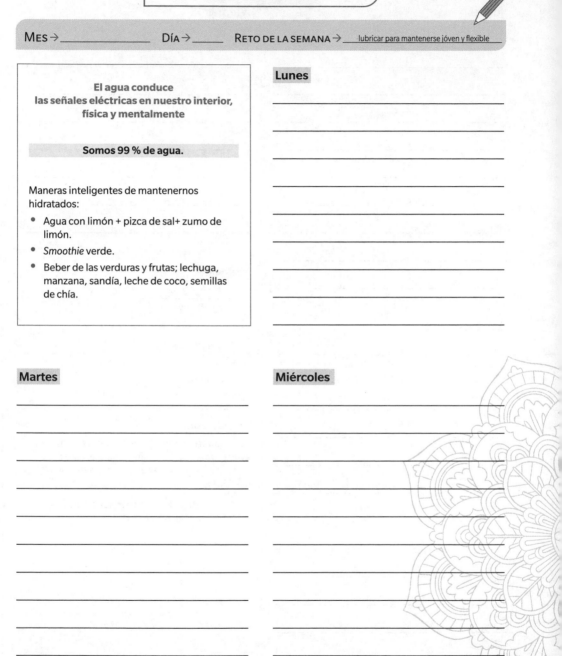

_____
_____
_____
_____
_____
_____
_____
_____
_____
_____

Jueves

_____
_____
_____
_____
_____
_____
_____
_____
_____

Viernes

_____
_____
_____
_____
_____
_____
_____
_____
_____

Sábado

_____
_____
_____
_____
_____
_____
_____
_____
_____

Domingo - fiesta

_____
_____
_____

Los músculos, articulaciones y fascias necesitan hidratación

Realiza la siguiente secuencia para distribuir el agua en tu organismo

Integra el dibujo del infinito en los siguientes movimientos y repite por ambos lados

Respira por la nariz
y realiza 5 respiraciones por postura

- Mueves la cadera
- Hombros
- Barbilla
- Nariz

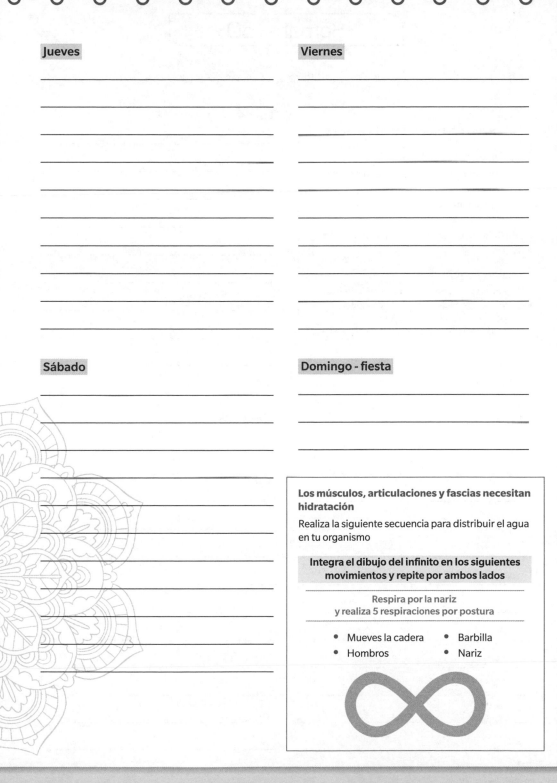

Semana 50

Palabras del maestro J. Krishnamurti

Si piensas mal de los otros:

- Contribuyes a incrementar el mal en el mundo.
- Si realmente esa persona es mala, la robusteces.
- Colmas tu mente de malos pensamientos.

¿Qué hacer?

Por principio no hables mal de nadie y si es otro el que habla mal de alguna persona, niégate a escucharlo, es más piadoso no hablar de ello.

Lunes

_____
_____
_____
_____
_____
_____
_____
_____
_____
_____

Martes

_____
_____
_____
_____
_____
_____
_____
_____
_____
_____
_____
_____

Miércoles

_____
_____
_____
_____
_____
_____
_____
_____
_____
_____
_____
_____

Jueves

_____
_____
_____
_____
_____
_____
_____
_____
_____

Viernes

_____
_____
_____
_____
_____
_____
_____

Domingo - fiesta

_____
_____
_____
_____

Sábado

_____
_____
_____
_____
_____
_____
_____
_____
_____
_____

Favorece el descanso

La respiración por la fosa nasal izquierda nos ayuda a refrigerarnos y relajamos el sistema nervioso. Está relacionada con la luna, vinculada a lo femenino, receptivo y tranquilo. Es una respiración relajante y refrescante, muy recomendable en las noches de verano o cuando la mujer en periodo menopáusico por sofocos y exceso de calor interno.

Podemos realizarlo tumbados o sentados. En este pranayama utilizamos el mismo tiempo en la inhalación que en la exhalación.

- Dedos anular y meñique para fosa izquierda y pulgar para la derecha.

- La mano izquierda puedes colocarla en otro mudra o dejarla descansar sobre el muslo o sobre la cama, en función de la postura elegida.

- En prana mudra «en la mano derecha» colocaremos los dedos índice y corazón en el entrecejo llevando nuestra concentración al punto entre las cejas, ajna chakra.

Podemos realizar 10 vueltas con esta respiración.

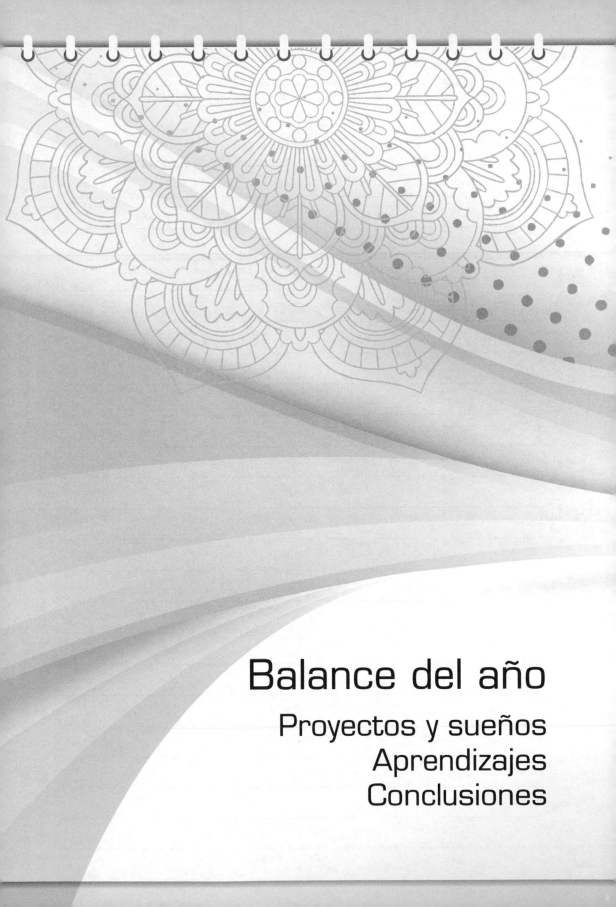

Balance del año

Proyectos y sueños
Aprendizajes
Conclusiones

Mis conclusiones sobre cómo he conectado con mi interior

En qué puedo mejorar

Mis deseos a largo plazo (2 a 5 años)

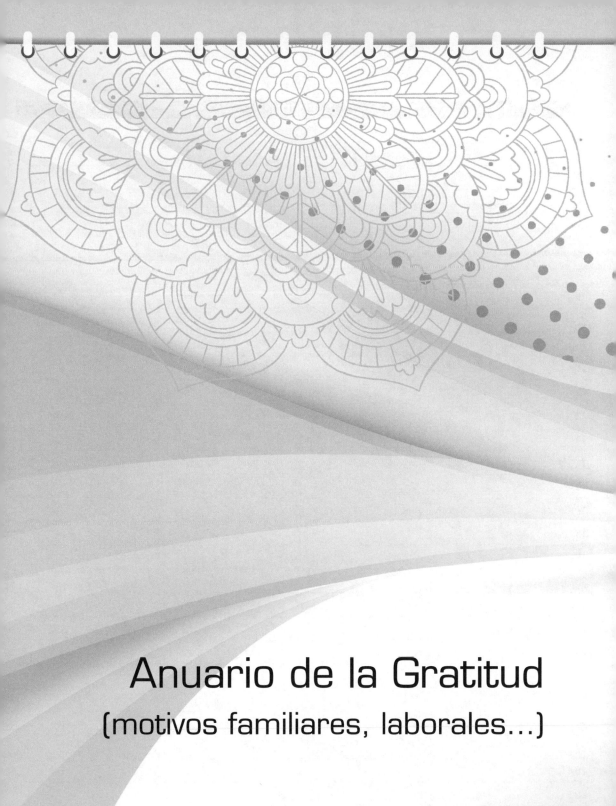

Anuario de la Gratitud
(motivos familiares, laborales...)

ENERO

1	
2	
3	
4	
5	
6	
7	
8	
9	
10	
11	
12	
13	
14	
15	
16	
17	
18	
19	
20	
21	
22	
23	
24	
25	
26	
27	
28	
29	
30	
31	

FEBRERO

1	
2	
3	
4	
5	
6	
7	
8	
9	
10	
11	
12	
13	
14	
15	
16	
17	
18	
19	
20	
21	
22	
23	
24	
25	
26	
27	
28	

MARZO

1	
2	
3	
4	
5	
6	
7	
8	
9	
10	
11	
12	
13	
14	
15	
16	
17	
18	
19	
20	
21	
22	
23	
24	
25	
26	
27	
28	
29	
30	
31	

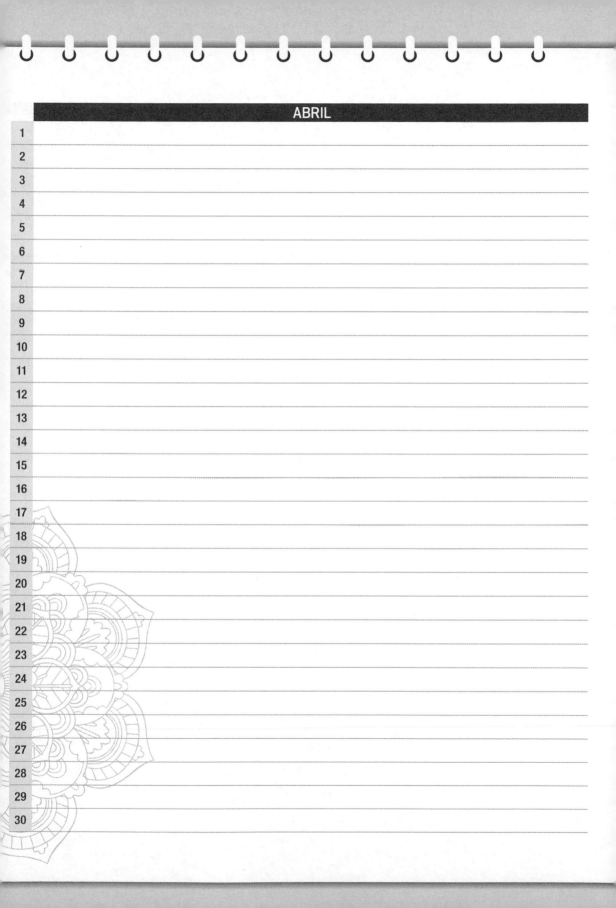

ABRIL

1	
2	
3	
4	
5	
6	
7	
8	
9	
10	
11	
12	
13	
14	
15	
16	
17	
18	
19	
20	
21	
22	
23	
24	
25	
26	
27	
28	
29	
30	

MAYO

1	
2	
3	
4	
5	
6	
7	
8	
9	
10	
11	
12	
13	
14	
15	
16	
17	
18	
19	
20	
21	
22	
23	
24	
25	
26	
27	
28	
29	
30	
31	

JUNIO

1	
2	
3	
4	
5	
6	
7	
8	
9	
10	
11	
12	
13	
14	
15	
16	
17	
18	
19	
20	
21	
22	
23	
24	
25	
26	
27	
28	
29	
30	

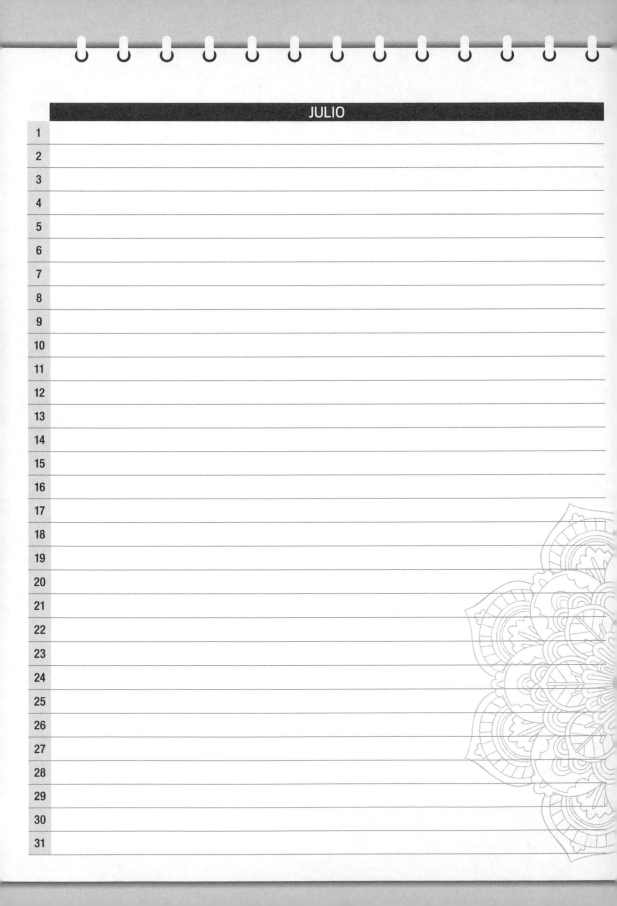

JULIO

1	
2	
3	
4	
5	
6	
7	
8	
9	
10	
11	
12	
13	
14	
15	
16	
17	
18	
19	
20	
21	
22	
23	
24	
25	
26	
27	
28	
29	
30	
31	

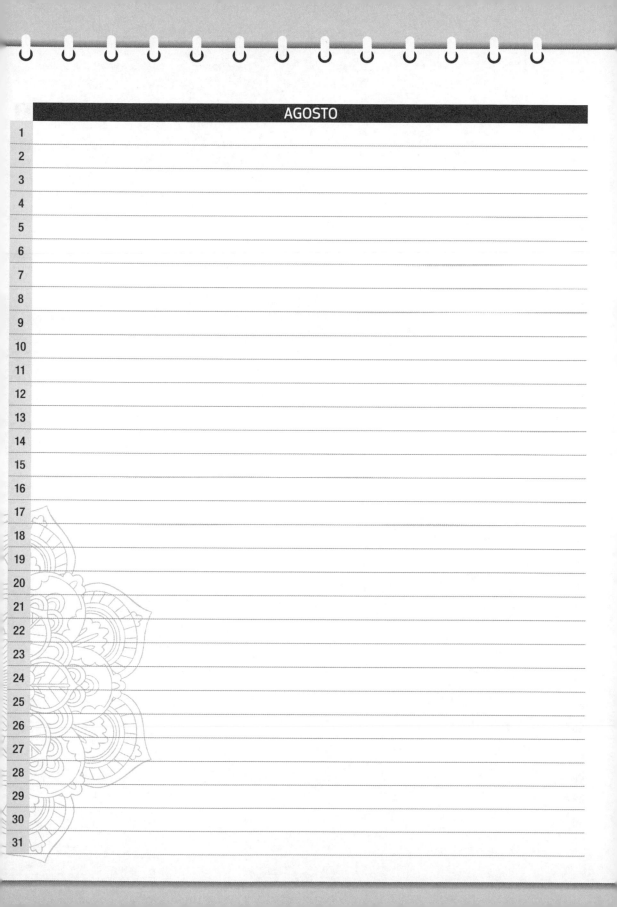

AGOSTO

1
2
3
4
5
6
7
8
9
10
11
12
13
14
15
16
17
18
19
20
21
22
23
24
25
26
27
28
29
30
31

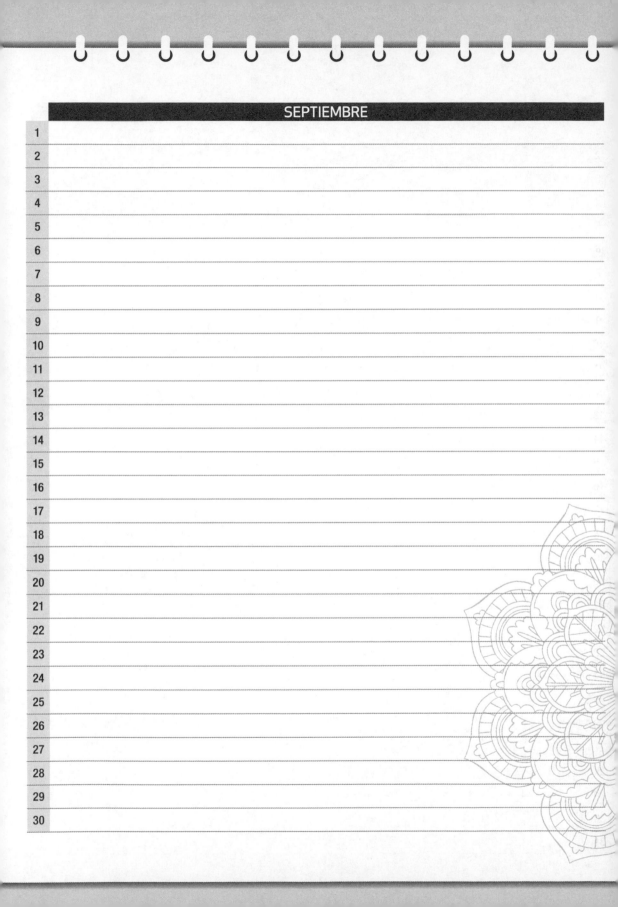

SEPTIEMBRE

1	
2	
3	
4	
5	
6	
7	
8	
9	
10	
11	
12	
13	
14	
15	
16	
17	
18	
19	
20	
21	
22	
23	
24	
25	
26	
27	
28	
29	
30	

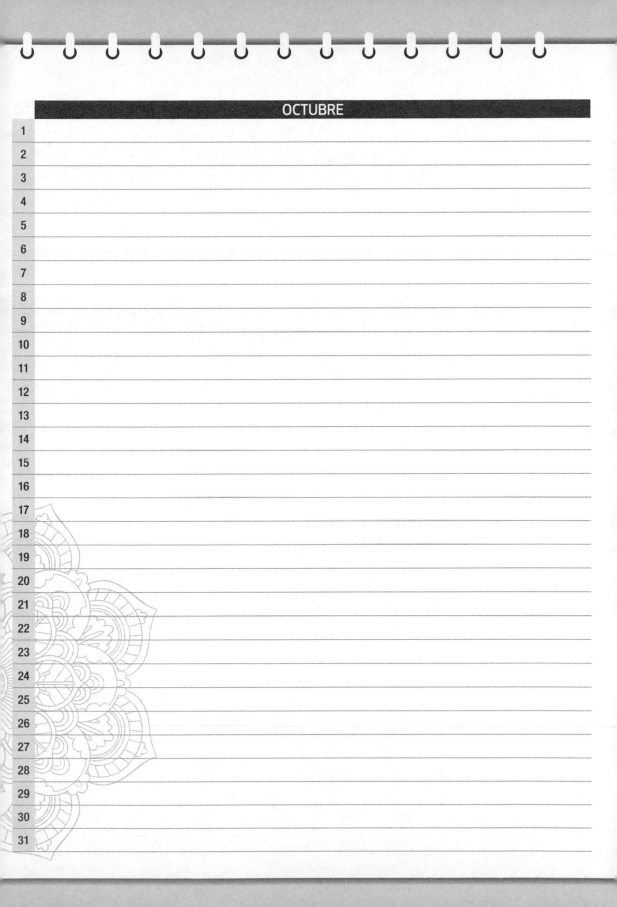

OCTUBRE

1	
2	
3	
4	
5	
6	
7	
8	
9	
10	
11	
12	
13	
14	
15	
16	
17	
18	
19	
20	
21	
22	
23	
24	
25	
26	
27	
28	
29	
30	
31	

NOVIEMBRE

1	
2	
3	
4	
5	
6	
7	
8	
9	
10	
11	
12	
13	
14	
15	
16	
17	
18	
19	
20	
21	
22	
23	
24	
25	
26	
27	
28	
29	
30	

DICIEMBRE

1	
2	
3	
4	
5	
6	
7	
8	
9	
10	
11	
12	
13	
14	
15	
16	
17	
18	
19	
20	
21	
22	
23	
24	
25	
26	
27	
28	
29	
30	
31	

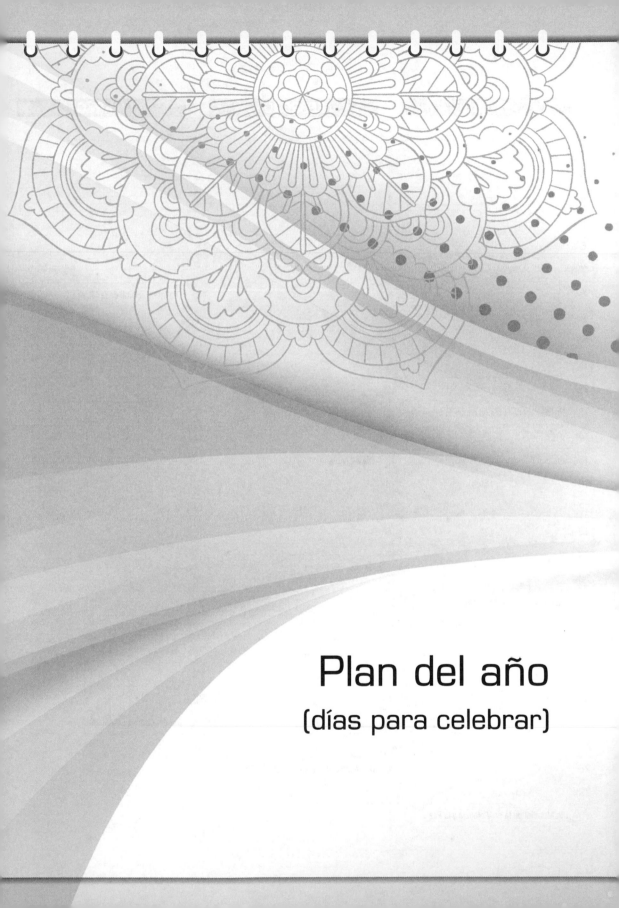

Plan del año

(días para celebrar)

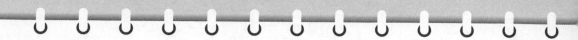

ENERO		FEBRERO		MARZO	
1		1		1	
2		2		2	
3		3		3	
4		4		4	
5		5		5	
6		6		6	
7		7		7	
8		8		8	Día Internacional de la Mujer
9		9		9	
10		10		10	
11		11		11	
12		12		12	
13	Día Mundial de la Lucha contra la Depresión	13		13	
14		14		14	
15		15	Día del Nirvana	15	
16		16		16	
17		17		17	
18		18		18	
19		19		19	
20		20		20	
21	Día Europeo de la Meditación	21		21	
22		22		22	Día Mundial del Agua
23		23		23	
24		24		24	
25		25		25	
26		26		26	Día del Cambio Climático
27		27		27	
28		28	Día Mundial de las Enfermedades Raras	28	
29				29	
30	Día Mundial de la no Violencia y la Paz			30	
31				31	

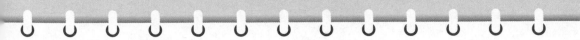

ABRIL		MAYO		JUNIO	
1		1		1	
2		2		2	
3		3		3	
4		4		4	
5		5		5	Día Mundial del Medioambiente
6	Día Internacional del Deporte para el Desarrollo y la Paz	6		6	
7	Día Mundial de la Salud	7		7	
8		8		8	
9		9		9	
10		10		10	
11	Día Mundial de la Respiración	11		11	
12		12	Día Mundial de la Fibromialgia y del Síndrome de la Fatiga Crónica	12	
13		13		13	
14		14		14	
15		15	Día Internacional de la Familia	15	
16		16		16	
17		17		17	
18		18		18	
19		19		19	
20		20		20	
21		21	Día Mundial de la Meditación	21	Día Internacional del Yoga por la ONU
22		22		22	
23		23		23	
24		24		24	
25		25		25	
26		26		26	
27		27		27	
28	Día Mundial de la Seguridad y la Salud en el Trabajo	28		28	
29		29	Día Mundial de la Salud Digestiva	29	
30		30	Día Mundial contra la Esclerosis Múltiple	30	
		31			

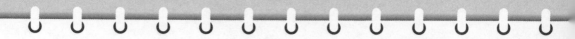

JULIO		AGOSTO		SEPTIEMBRE	
1		1		1	
2		2		2	
3		3		3	Día Mundial de la Higiene
4		4		4	
5		5		5	
6		6		6	
7		7		7	
8		8		8	
9		9		9	
10		10		10	
11		11		11	
12		12		12	
13		13		13	
14		14		14	
15		15	Día Mundial de la Relajación	15	
16		16		16	
17		17		17	
18		18		18	
19		19		19	
20		20		20	
21		21		21	Día Internacional por la Paz
22		22		22	
23		23		23	
24	Día Mundial del Autocuidado	24		24	
25		25		25	
26		26		26	
27		27		27	
28		28		28	
29		29		29	
30		30		30	
31		31			

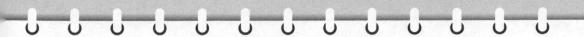

OCTUBRE		NOVIEMBRE		DICIEMBRE	
1		1		1	
2		2		2	
3		3		3	
4		4		4	
5		5		5	
6		6		6	
7		7		7	
8		8		8	
9		9		9	
10	Día Mundial de la Salud Mental	10		10	
11		11		11	
12		12		12	
13		13		13	
14		14		14	
15		15		15	
16	Día Mundial de la Alimentación	16		16	
17		17		17	
18		18		18	
19		19		19	
20		20	Día Mundial de la Infancia	20	Día Internacional de la Solidaridad Humana
21		21		21	
22		22		22	
23		23		23	
24		24		24	
25		25		25	
26		26		26	
27		27		27	
28		28		28	
29		29		29	
30		30		30	
31				31	

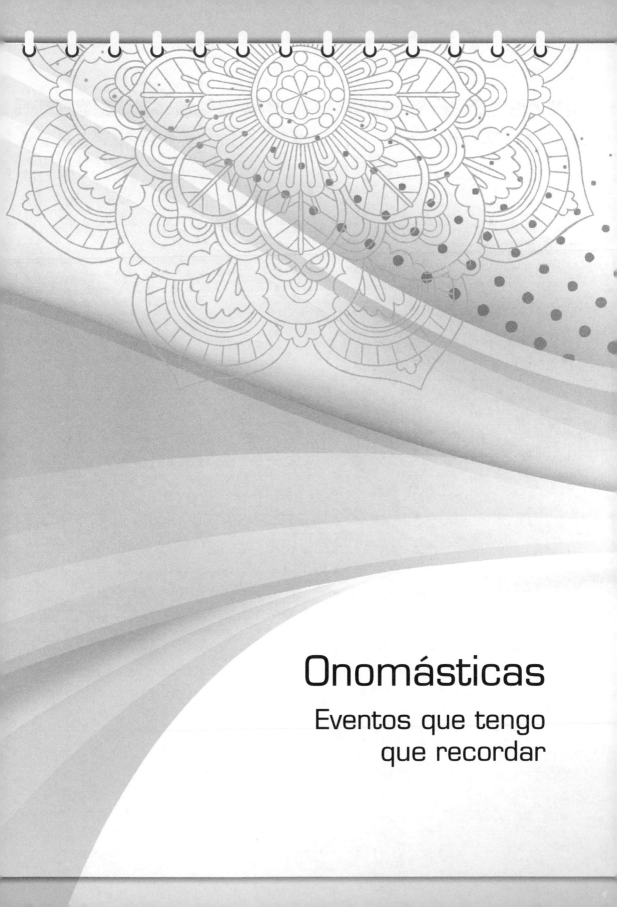

Onomásticas

Eventos que tengo
que recordar

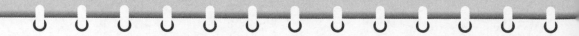

A-D		E-H		I-L	
FECHA	QUE TIENES QUE RECORDAR	FECHA	QUE TIENES QUE RECORDAR	FECHA	QUE TIENES QUE RECORDAR

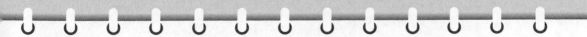

	M-P			Q-T			U-Z	
FECHA	QUE TIENES QUE RECORDAR		FECHA	QUE TIENES QUE RECORDAR		FECHA	QUE TIENES QUE RECORDAR	

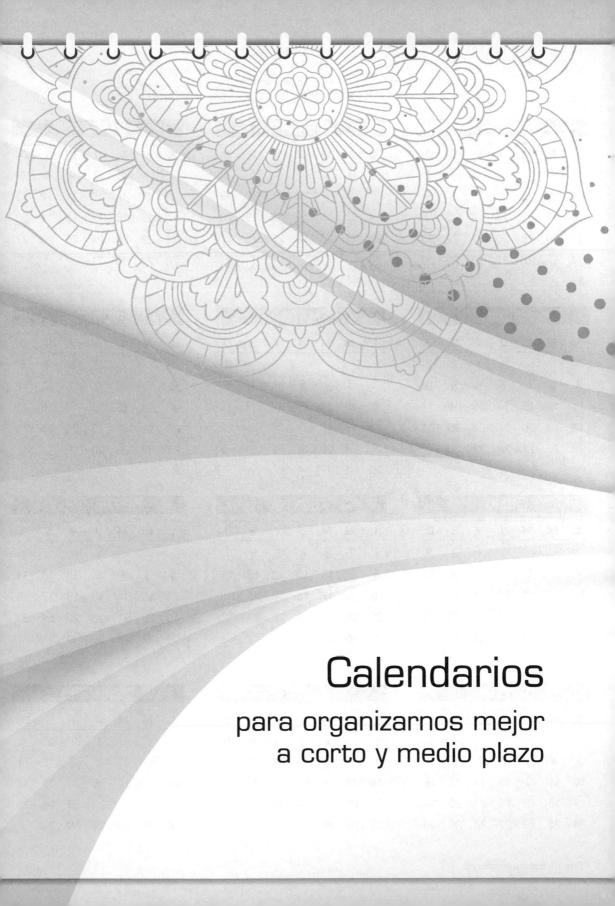

Calendarios

para organizarnos mejor
a corto y medio plazo

2022*

ENERO

L	M	M	J	V	S	D
					1	2
3	4	5	6	7	8	9
10	11	12	13	14	15	16
17	18	19	20	21	22	23
24	25	26	27	28	29	30
31						

FEBRERO

L	M	M	J	V	S	D
	1	2	3	4	5	6
7	8	9	10	11	12	13
14	15	16	17	18	19	20
21	22	23	24	25	26	27
28						

MARZO

L	M	M	J	V	S	D
	1	2	3	4	5	6
7	8	9	10	11	12	13
14	15	16	17	18	19	20
21	22	23	24	25	26	27
28	29	30	31			

ABRIL

L	M	M	J	V	S	D
				1	2	3
4	5	6	7	8	9	10
11	12	13	14	15	16	17
18	19	20	21	22	23	24
25	26	27	28	29	30	

MAYO

L	M	M	J	V	S	D
						1
2	3	4	5	6	7	8
9	10	11	12	13	14	15
16	17	18	19	20	21	22
23	24	25	26	27	28	29
30	31					

JUNIO

L	M	M	J	V	S	D
		1	2	3	4	5
6	7	8	9	10	11	12
13	14	15	16	17	18	19
20	21	22	23	24	25	26
27	28	29	30			

JULIO

L	M	M	J	V	S	D
				1	2	3
4	5	6	7	8	9	10
11	12	13	14	15	16	17
18	19	20	21	22	23	24
25	26	27	28	29	30	31

AGOSTO

L	M	M	J	V	S	D
1	2	3	4	5	6	7
8	9	10	11	12	13	14
15	16	17	18	19	20	21
22	23	24	25	26	27	28
29	30	31				

SEPTIEMBRE

L	M	M	J	V	S	D
			1	2	3	4
5	6	7	8	9	10	11
12	13	14	15	16	17	18
19	20	21	22	23	24	25
26	27	28	29	30		

OCTUBRE

L	M	M	J	V	S	D
					1	2
3	4	5	6	7	8	9
10	11	12	13	14	15	16
17	18	19	20	21	22	23
24	25	26	27	28	29	30
31						

NOVIEMBRE

L	M	M	J	V	S	D
	1	2	3	4	5	6
7	8	9	10	11	12	13
14	15	16	17	18	19	20
21	22	23	24	25	26	27
28	29	30				

DICIEMBRE

L	M	M	J	V	S	D
			1	2	3	4
5	6	7	8	9	10	11
12	13	14	15	16	17	18
19	20	21	22	23	24	25
26	27	28	29	30	31	

* Señala tus días festivos.

2023*

ENERO

L	M	M	J	V	S	D
						1
2	3	4	5	6	7	8
9	10	11	12	13	14	15
16	17	18	19	20	21	22
23	24	25	26	27	28	29
30	31					

FEBRERO

L	M	M	J	V	S	D
		1	2	3	4	5
6	7	8	9	10	11	12
13	14	15	16	17	18	19
20	21	22	23	24	25	26
27	28					

MARZO

L	M	M	J	V	S	D
		1	2	3	4	5
6	7	8	9	10	11	12
13	14	15	16	17	18	19
20	21	22	23	24	25	26
27	28	29	30	31		

ABRIL

L	M	M	J	V	S	D
					1	2
3	4	5	6	7	8	9
10	11	12	13	14	15	16
17	18	19	20	21	22	23
24	25	26	27	28	29	30

MAYO

L	M	M	J	V	S	D
1	2	3	4	5	6	7
8	9	10	11	12	13	14
15	16	17	18	19	20	21
22	23	24	25	26	27	28
29	30	31				

JUNIO

L	M	M	J	V	S	D
			1	2	3	4
5	6	7	8	9	10	11
12	13	14	15	16	17	18
19	20	21	22	23	24	25
26	27	28	29	30		

JULIO

L	M	M	J	V	S	D
					1	2
3	4	5	6	7	8	9
10	11	12	13	14	15	16
17	18	19	20	21	22	23
24	25	26	27	28	29	30
31						

AGOSTO

L	M	M	J	V	S	D
	1	2	3	4	5	6
7	8	9	10	11	12	13
14	15	16	17	18	19	20
21	22	23	24	25	26	27
28	29	30	31			

SEPTIEMBRE

L	M	M	J	V	S	D
				1	2	3
4	5	6	7	8	9	10
11	12	13	14	15	16	17
18	19	20	21	22	23	24
25	26	27	28	29	30	

OCTUBRE

L	M	M	J	V	S	D
						1
2	3	4	5	6	7	8
9	10	11	12	13	14	15
16	17	18	19	20	21	22
23	24	25	26	27	28	29
30	31					

NOVIEMBRE

L	M	M	J	V	S	D
		1	2	3	4	5
6	7	8	9	10	11	12
13	14	15	16	17	18	19
20	21	22	23	24	25	26
27	28	29	30			

DICIEMBRE

L	M	M	J	V	S	D
				1	2	3
4	5	6	7	8	9	10
11	12	13	14	15	16	17
18	19	20	21	22	23	24
25	26	27	28	29	30	31

* Señala tus días festivos.

2024*

ENERO

L	M	M	J	V	S	D
1	2	3	4	5	6	7
8	9	10	11	12	13	14
15	16	17	18	19	20	21
22	23	24	25	26	27	28
29	30	31				

FEBRERO

L	M	M	J	V	S	D
			1	2	3	4
5	6	7	8	9	10	11
12	13	14	15	16	17	18
19	20	21	22	23	24	25
26	27	28	29			

MARZO

L	M	M	J	V	S	D
				1	2	3
4	5	6	7	8	9	10
11	12	13	14	15	16	17
18	19	20	21	22	23	24
25	26	27	28	29	30	31

ABRIL

L	M	M	J	V	S	D
1	2	3	4	5	6	7
8	9	10	11	12	13	14
15	16	17	18	19	20	21
22	23	24	25	26	27	28
29	30					

MAYO

L	M	M	J	V	S	D
		1	2	3	4	5
6	7	8	9	10	11	12
13	14	15	16	17	18	19
20	21	22	23	24	25	26
27	28	29	30	31		

JUNIO

L	M	M	J	V	S	D
					1	2
3	4	5	6	7	8	9
10	11	12	13	14	15	16
17	18	19	20	21	22	23
24	25	26	27	28	29	30

JULIO

L	M	M	J	V	S	D
1	2	3	4	5	6	7
8	9	10	11	12	13	14
15	16	17	18	19	20	21
22	23	24	25	26	27	28
29	30	31				

AGOSTO

L	M	M	J	V	S	D
			1	2	3	4
5	6	7	8	9	10	11
12	13	14	15	16	17	18
19	20	21	22	23	24	25
26	27	28	29	30	31	

SEPTIEMBRE

L	M	M	J	V	S	D
						1
2	3	4	5	6	7	8
9	10	11	12	13	14	15
16	17	18	19	20	21	22
23	24	25	26	27	28	29
30						

OCTUBRE

L	M	M	J	V	S	D
	1	2	3	4	5	6
7	8	9	10	11	12	13
14	15	16	17	18	19	20
21	22	23	24	25	26	27
28	29	30	31			

NOVIEMBRE

L	M	M	J	V	S	D
				1	2	3
4	5	6	7	8	9	10
11	12	13	14	15	16	17
18	19	20	21	22	23	24
25	26	27	28	29	30	

DICIEMBRE

L	M	M	J	V	S	D
						1
2	3	4	5	6	7	8
9	10	11	12	13	14	15
16	17	18	19	20	21	22
23	24	25	26	27	28	29
30	31					

* Señala tus días festivos.

2025*

ENERO

L	M	M	J	V	S	D
		1	2	3	4	5
6	7	8	9	10	11	12
13	14	15	16	17	18	19
20	21	22	23	24	25	26
27	28	29	30	31		

FEBRERO

L	M	M	J	V	S	D
					1	2
3	4	5	6	7	8	9
10	11	12	13	14	15	16
17	18	19	20	21	22	23
24	25	26	27	28		

MARZO

L	M	M	J	V	S	D
					1	2
3	4	5	6	7	8	9
10	11	12	13	14	15	16
17	18	19	20	21	22	23
24	25	26	27	28	29	30
31						

ABRIL

L	M	M	J	V	S	D
	1	2	3	4	5	6
7	8	9	10	11	12	13
14	15	16	17	18	19	20
21	22	23	24	25	26	27
28	29	30				

MAYO

L	M	M	J	V	S	D
			1	2	3	4
5	6	7	8	9	10	11
12	13	14	15	16	17	18
19	20	21	22	23	24	25
26	27	28	29	30	31	

JUNIO

L	M	M	J	V	S	D
						1
2	3	4	5	6	7	8
9	10	11	12	13	14	15
16	17	18	19	20	21	22
23	24	25	26	27	28	29
30						

JULIO

L	M	M	J	V	S	D
	1	2	3	4	5	6
7	8	9	10	11	12	13
14	15	16	17	18	19	20
21	22	23	24	25	26	27
28	29	30	31			

AGOSTO

L	M	M	J	V	S	D
				1	2	3
4	5	6	7	8	9	10
11	12	13	14	15	16	17
18	19	20	21	22	23	24
25	26	27	28	29	30	31

SEPTIEMBRE

L	M	M	J	V	S	D
1	2	3	4	5	6	7
8	9	10	11	12	13	14
15	16	17	18	19	20	21
22	23	24	25	26	27	28
29	30					

OCTUBRE

L	M	M	J	V	S	D
		1	2	3	4	5
6	7	8	9	10	11	12
13	14	15	16	17	18	19
20	21	22	23	24	25	26
27	28	29	30	31		

NOVIEMBRE

L	M	M	J	V	S	D
					1	2
3	4	5	6	7	8	9
10	11	12	13	14	15	16
17	18	19	20	21	22	23
24	25	26	27	28	29	30

DICIEMBRE

L	M	M	J	V	S	D
1	2	3	4	5	6	7
8	9	10	11	12	13	14
15	16	17	18	19	20	21
22	23	24	25	26	27	28
29	30	31				

* Señala tus días festivos.

Notas

Notas

Notas

Notas

Notas

Notas

Notas

Notas

Notas

Notas

Notas

Notas

Notas

Notas

Notas

Notas

Notas

Notas

Notas

Notas

Notas

Notas

Notas

Notas

Notas

Notas

Notas

Notas

Notas

Notas

Amor fati
Ama tu destino

—Marco Aurelio

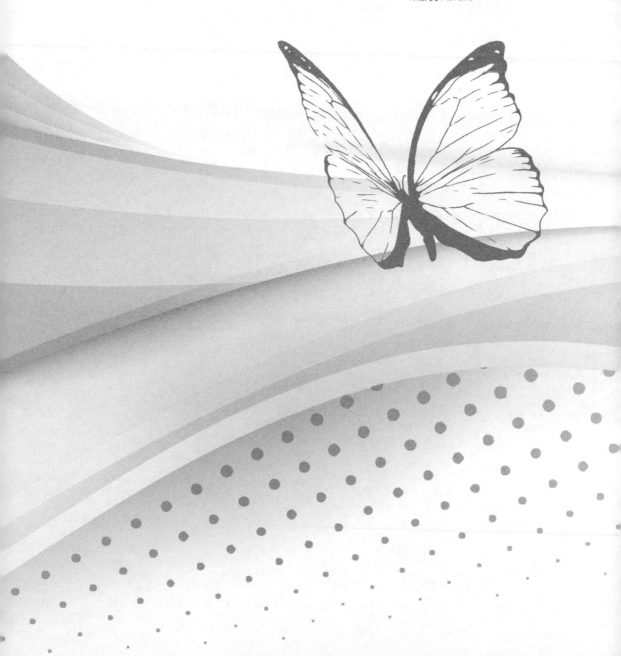